Christine Pflug

Der Lebenslauf – ein Übungsweg

Christine Pflug

Der Lebenslauf – ein Übungsweg

Inhalt und Hintergründe anthroposophischer Biographiearbeit

Impressum

Herausgeber: Verein für
Anthroposophisches Heilwesen e.V.
♦ Postfach 1110, D-75374 Bad Liebenzell
♦ Johannes-Kepler-Str. 56, D-75378 Bad Liebenzell-Unterlengenhardt
Telefon (0 70 52) 20 34, 20 35
Telefax (0 70 52) 41 07
e-mail: verein@heilwesen.de
internet: http://www.heilwesen.de

Gemeinnütziger Verein
VR 717 Amtsgericht Stuttgart

Autor: Christine Pflug

Lektorat: Heidrun Loewer

Druck: Gaiser Offsetdruck & Informations-GmbH
D-73527 Schwäbisch Gmünd

Auflage: 3. Auflage März 1998, 5.–7. Tausend

ISBN: 3-926444-27-4

CIP: Die Deutsche Bibliothek CIP- Einheitsaufnahme
Beiträge für eine bewußte Lebensführung
in Gesundheit und Krankheit /
Verein für Anthroposophisches Heilwesen e.V.
Bad Liebenzell-Unterlengenhardt:
Verein für Anthroposophisches Heilwesen e.V.
Nr. 153 Der Lebenslauf – ein Übungsweg.
Inhalte und Hintergründe anthroposophischer
Biographiearbeit
Christine Pflug – 3. Auflage 1998
ISBN 3-926444-27-4

Inhaltsverzeichnis

EINLEITUNG

Voraussetzungen
Anthroposophischer Hintergrund
Ziele der Biographiearbeit

»Gibt es in meinem Leben einen roten Faden? Was möchte ich im Leben erreichen? Wenn ich in diese Situation hineingeraten bin, wenn mir dies oder jenes zugestoßen ist - war das alles Zufall oder steht für mich eine Botschaft dahinter? Wie kann ich mich, mein Leben und die anderen Menschen verstehen? Was kann ich tun, um bestimmte Situationen meines Lebens überhaupt noch zu ertragen?«

Diese und ähnliche, ganz grundlegende existenzielle Fragen tauchen in unserer Zeit fast weltweit auf. Und entsprechende Antworten und Hilfestellungen verschiedenster Art gibt es ebenfalls, seien es Therapien, Angebote aus der New-Age-Bewegung, Mengen an Literatur und Seminaren; Zeitschriften, Radio und Fernsehen bieten uns heute auf allen möglichen Gebieten Rat zur Lebensbewältigung an. Auch die Wissenschaft hat sich in den letzten Jahren dem Thema der Lebensgestaltung und Biographie angenommen. In den soziologischen Fakultäten gibt es einen Fachzweig Biographieforschung, in der Psychologie und Psychotherapie spielt die individuelle Vergangenheit eines Menschen vorwiegend in Hinsicht auf allgemeine Gesetzmäßigkeiten - beispielhaft in der Entwicklungspsychologie - eine wichtige Rolle. In der Fachzeitschrift »Psychologie Heute« (Ausgabe Februar 94) schreibt Heiko Ernst in dem Artikel »Dem Leben Gestalt geben« (S. 20 – 26): »Die Beschäftigung mit dem persönlichen Mythos [dem Erzählen des eigenen Lebens, Anmerkung Ch. P.] erscheint heute deshalb als besonders sinnvoll, weil die wachsende Unsicherheit über die eigene Identität das besondere Leiden des (post-)modernen Menschen zu sein scheint. Nicht mehr die »klassischen« Neurosen mit ihren umschriebenen und klar definierten Krankheitsbildern sind heute der Ausdruck von seelischen Problemen und Konflikten, sondern eher diffuse Ängste und Unsicherheiten, Entfremdung, existenzielle Krisen und Ichstörungen, Probleme mit der eigenen Identität. Das Gefühl der Sinnlosigkeit, der Entwurzelung und Traditionslosigkeit sind weitere zeittypische Probleme, mit denen sich die Menschen des ausgehenden 20. Jahrhunderts herumplagen. Offenbar ist es für eine wachsende Zahl von Menschen immer schwieriger, sich in einer Welt zu orientieren und eine Identität zu finden, in der nicht länger Mythen, Werte und Traditionen das Verhalten leiten, sondern nur noch eine Überfülle sinnloser, widersprüchlicher und verwirrender Informationen zu verarbeiten ist.» Der Autor dieses Artikels stellt im weiteren dar, wie man in der heutigen Situation, in der »Fragmentierung, Konfusion und Zufall das Leben des Menschen prägen«, sich durch das Erzählen der eigenen Lebensgeschichte, der »Arbeit am persönlichen Mythos«, Hilfe schaffen kann, zu einer »Form der Selbsterkenntnis, einer Selbstvergewisserung« zu gelangen. Es bleibt allerdings offen, ob Heiko Ernst davon ausgeht, daß es tatsächlich einen Sinn des Lebens gibt, oder ob man ihn erst durch das Beschreiben des persönlichen Mythos sozusagen hineindichtet.

Man stellt also in den unterschiedlichsten Bereichen immer mehr fest, daß sich das Leben nicht wie bisher, nämlich trotz aller Schwierigkeiten, selbstverständlich leben läßt, sondern daß heute jeder, und zwar ohne besondere Therapiebedürftigkeit, Formen der Unterstützung braucht.

In den letzten Jahren entstand aus anthroposophischen Zusammenhängen heraus die Biographiearbeit, die ein Beitrag zu diesen Fragen ist. Worin besteht nun die andere, neue, aus der Anthroposophie kommende praktische Lebenshilfe? Das Menschenbild, so wie es Rudolf Steiner in seinen Werken darstellt, geht grundlegend davon aus, daß wir alle einen Wesenskern haben, der ewig ist und der mit der geistig-göttlichen Welt in Verbindung steht. So leben wir als Menschen einerseits mit einem alltäglichen Bewußtsein und Überblick auf unser jetziges Leben zwischen Geburt und Tod, andererseits hat unser geistiger Wesenskern auf unsere Biographie entscheidende Wirkungen, die wir ständig erleben und als Schicksal bezeichnen, deren Ursachen uns aber zunächst nicht verständlich sind. Wir unterliegen mit unserer physischen Gestalt, unserem Körper, den physischen Gesetzen: Wir werden geboren, wachsen auf und sterben. Das gilt für alle Menschen, ist unveränderbar und wir können diesen Teil unseres Wesens, der solcherart in Raum und Zeit sichtbar wird, nachvollziehen. Das, was sich hingegen in der Biographie eines Menschen ausdrückt, unterliegt anderen Gesetzten: Seine Biographie kann der Mensch nicht von jemandem erben, sie stammt aus ihm selbst und ist einmalig. Selbst Zwillinge haben trotz desselben Elternpaares, gleicher Prägungen und Einflüsse unterschiedliche Eigenarten und einen unterschiedlichen Lebensweg. Man lese hierzu beispielsweise die Biographie von Elisabeth Kübler-Ross, die als eineiiger Drilling zur Welt kam. Die Ursachen biographischer Abläufe liegen im jeweiligen Menschen selbst und gehören, sofern sie im Leben als Schicksal auf ihn zukommen, zu seinem geistigen Wesenskern. Sie sind vor der Geburt veranlagt und ihre Auswirkungen gehen über den Tod hinaus. Dieser Teil unseres Wesens ist uns mit dem alltäglichen Verstand nicht zugänglich.

Wenn man Biographien studiert und dabei auf einen inneren Entwicklungszusammenhang achtet, wird man feststellen, daß die Ereignisse im Leben ein sinnvolles Ganzes ergeben. Beispielsweise kann man im nachhinein einsehen, warum ein bestimmtes Erlebnis auf ein anderes folgte und nicht umgekehrt, und daß die Abfolge einzelner Ereignisse konsequenterweise zu einem bestimmten Punkt geführt hat, oder warum ein Mensch immer wieder vor ähnlichen Situationen steht, was einem anderen niemals widerfährt. Im Rückblick auf einen Lebenslauf, vor allem wenn man die Folgen bestimmter Ereignisse als fruchtbar erkennen kann, ist es mitunter verständlich, warum ausgerechnet dieser Mensch mit seinen ganz einmaligen Eigenschaften im Leben auf ganz spezielle Situationen treffen mußte. Die Ursachen dafür sind aber in unserem geistigen Kern schon vor der Geburt vorhanden gewesen. Diese Ursachen, die die auf uns zukommenden Ereignisse im Leben bewirken, nennt man Karma; wobei Karma nicht nur als Ursache aus der Vergangenheit wirkt, sondern so zu verstehen ist, daß es auch für die Zukunft etwas veranlagen kann. Karma ist aber im Gegensatz zu den physischen Gesetzen veränderbar und wandelt sich gemäß den eigenen Handlungen. Daß ich älter werde und sterbe, kann ich nicht verändern, aber wie ich mich als Erwachsener zu meiner Herkunft und meiner Erziehung stelle oder ob ich mich beispielsweise um Sorgfalt bemühe oder nachlässig bin, das wird auch schon innerhalb dieses Lebens erkennbare Folgen haben. Der Mensch entscheidet in Freiheit, welches Ziel er innerhalb der vorgefundenen Bedingungen in der Zukunft erreichen möchte und wieweit er von daher sein Leben gestaltet.

So wie bei einem Menschen die einzelnen Ereignisse seiner Biographie in einem karmisch bedingten Zusammenhang mit seiner näheren und weiteren Umgebung stehen, so vollziehen wir als gesamte Menschheit Entwicklungen, die wiederum jeden einzelnen betreffen, herausfordern und ihn damit auch in einen größeren menschheitlichen Zusammenhang einbinden.

1774 formulierte G. E. Lessing in seiner Schrift »Die Erziehung des Menschengeschlechtes« Gedanken, die man ebenfalls als Grundideen für die Biographiearbeit betrachten kann. »... Und wie, wenn es nun gar so gut als ausgemacht wäre, daß das große, langsame Rad, welches das Geschlecht seiner Vollkommenheit näherbringt, nur durch kleinere schnellere Räder in Bewegung gesetzt würde, deren jedes sein Einzelnes ebendahin liefert? Eben die Bahn, auf welcher das Geschlecht zu seiner Vollkommenheit gelangt, muß jeder einzelne Mensch (der früher, der später) erst durchlaufen haben. - In einem und demselben Leben durchlaufen haben? ... Das wohl nun nicht! - Aber warum könnte jeder einzelne Mensch auch nicht mehr als einmal auf dieser Welt gewesen sein? ... Warum sollte ich nicht so oft wiederkommen, als ich neue Kenntnisse, neue Fertigkeiten zu erlangen geschickt bin? Bringe ich auf einmal so viel weg, daß es der Mühe wiederzukommen etwa nicht lohnet? Darum nicht? - Oder weil ich es vergesse, daß ich schon dagewesen? Wohl mir, daß ich es vergesse. Die Erinnerung meiner vorigen Zustände würde mir nur einen schlechten Gebrauch des gegenwärtigen zu machen erlauben. Und was ich auf jetzt vergessen muß, habe ich denn das auf ewig vergessen? Oder, weil so zuviel Zeit für mich verloren gehen würde? Verloren? Und was habe ich denn zu versäumen? Ist nicht die ganze Ewigkeit mein?« (Zitiert aus Emil Bock: »Wiederholte Erdenleben«). Es geht also darum, daß Biographiearbeit nicht nur für die betreffende Person selbst wichtig ist, sich nur auf das Bewältigen von Krisen oder das eigene Weiterkommen beschränkt, sondern daß durch den einzelnen sich die ganze Menschheit weiterentwickelt. Die Evolution der Menschheit kann im positiven Sinne nur dann fortschreiten, wenn jeder an dem Punkt beginnt, wo er wirklich etwas verändern kann - nämlich bei sich selbst. Gleichzeitig ist es wichtig, dabei im Bewußtsein zu haben, daß die Substanz dessen, was man erringt und dadurch in Gedanken und Taten in die Welt bringt, sowohl für den einzelnen Menschen als auch für das Weltganze immer erhalten bleibt.

Vor diesen Hintergründen ist anthroposophische Biographiearbeit zu verstehen. Folglich sind ihre Ziele

- die von außen kommenden Ereignisse der Biographie, die als »Schicksal« erlebt werden, so zu betrachten, daß sie mit dem jeweiligen Menschen zusammenhängen und in gewisser Hinsicht von ihm selbst verursacht sind,
- diese Gegebenheit dem Klienten auf kreative und freilassende Weise zum Erlebnis(!) werden zu lassen,
- sich dem anzunähern, was der jeweilige Sinn eines Ereignisses ist, wohin dieses führen könnte und was der Zukunftsimpuls darin ist,
- Hilfe und Unterstützung zu geben, einerseits die Schicksalsereignisse, die Impulse des geistigen Wesenskerns anzunehmen - und sie andererseits mit dem, was innerhalb des alltäglichen Bewußtseins möglich ist, zu gestalten und zu verwandeln, sich in diesem Sinne um Selbsterziehung zu bemühen.
- Weiterhin versteht man in der Biographiearbeit jeden Menschen als Zeitgenossen und betrachtet alle individuellen Anliegen auch auf dem Hintergrund der Forderungen unserer Zeit und den Entwicklungen der gesamten Menschheit. Man verbindet also ein ganz individuelles Lebens- und Schicksalsverständnis mit einem gesamtmenschheitlichen, so daß es letztlich auch darum geht, daß der einzelne konkrete Möglichkeiten gewinnt, im sozialen Zusammenhang fruchtbar zu wirken.

Bedingt durch die Tatsache, daß der Mensch zwar ein Wesen für sich ist, zum anderen aber in der Außenwelt ein soziales Leben bewältigen muß, wird in der Biographiearbeit je nach Situation mehr mit dem einen oder dem anderen Aspekt gearbeitet, wenngleich beide auch einander bedingen und aufeinander wirken. So steht zuweilen die Stärkung des einzelnen Menschen und der Umgang mit sich selbst im Vordergrund, ein andermal geht es darum, Interesse am anderen Menschen zu wekken und soziale Wahrnehmungen und Fähigkeiten zu üben.

Aus diesen Zielen läßt sich erkennen, daß Biographiearbeit sich ganz generell an jeden Menschen richtet, der vor den äußeren und inneren Anforderungen - und Überforderungen - unserer Zeit steht. Es handelt sich dabei also nicht um eine Therapie, es sei denn, wir betrachten uns heute in unseren Krisen, unserer Orientierungssuche und unserem Scheitern alle als krank. Ob sich ein Mensch selbst so bezeichnet, das wird er nicht mittels einer objektiven Diagnose feststellen, sondern es hängt ab von seinen eigenen Maßstäben und der Differenziertheit seiner Selbstwahrnehmung.

Bei dem Klienten beziehungsweise dem Teilnehmer einer Biographiearbeit wird vorausgesetzt, daß er prinzipiell in der Lage ist, nach entsprechenden Gesprächen, Hilfestellungen und ähnlichem seine Situation zu beurteilen und daß er fähig ist, anschließend entsprechende Schritte zu unternehmen. Der Arzt beurteilt die Situation seines Patienten und entscheidet, welche Maßnahmen ergriffen werden. In der Biographiearbeit wird man gemeinsam solange um ein Verständnis der Situation ringen, bis der Klient selbst in der Lage ist zu sagen, wohin er gelangen möchte und was er an seiner Situation ändern will. Er übernimmt also für sich und seine Entscheidungen selbst die Verantwortung. Der Biographieberater unterstützt und begleitet ihn dabei durch sein entsprechendes Wissen, seine Erfahrungen und seine Methoden.

Da die Biographiearbeit mit den Phänomenen und Realitäten unserer heutigen Kultur umgeht, kann sie von jedem Menschen in Anspruch genommen werden, der sich weiterentwickeln möchte. Richtschnur in der Biographiearbeit sind die Fragen und das Erleben derjenigen Menschen, die kommen. Es geht zunächst nur darum, die (Lebens-) Tatsachen zu betrachten und diese für sich sprechen zu lassen. Die oben genannten Ziele bilden für den Biographieberater den geistigen Hintergrund. Er wird mit einer anderen *Haltung* einem Menschen gegenübertreten, wenn er davon ausgeht, daß jeder Mensch prinzipiell und zwar von seinem geistigen Wesenskern her, seine Lebensumstände selbst verursacht hat. In vielen therapeutischen Schulen werden die Eltern oder frühkindliche Erlebnisse als Ursache späterer Situationen betrachtet. Selbstverständlich spielen Kindheitserlebnisse auch in der Biographiearbeit eine wichtige Rolle, aber vom Gesichtspunkt der anthroposophischen Menschenkunde aus betrachtet, habe ich meine Herkunft und auch prägende Kindheitssituationen im karmischen Vollzug selbst ausgesucht.

Die praktische Lebensbewältigung ist mehr Schwerpunkt der Einzelberatungen, die geistigen Hintergründe und Inhalte der Biographie werden in Seminaren eingehender vermittelt.

ENTSTEHUNG DER BIOGRAPHIEARBEIT

Der eigentliche Impulsator der Biographiearbeit war Bernard Lievegoed (1905-1993), ein holländischer Arzt, Psychiater, Heilpädagoge, Universitätslehrer, Unternehmensberater, Sozialforscher und Buchautor. Durch seine Forschungen hat er die Grundlagen für die Biographiearbeit gelegt. Anfang der siebziger Jahre entstanden in England im Centre for Social Development, einer Ausbildungsstätte für Erwachsenenbildung auf anthroposophischer Grundlage, die ersten Biographieworkshops. Im Laufe der Jahre fand die Biographiearbeit immer mehr Anwendung in verschiedenen Bereichen, so in der anthroposophisch orientierten praktischen Arbeit wie Unternehmensberatung, Sozialarbeit, Medizin, Pädagogik, Erwachsenenbildung und Lebensberatung. Sie vollzieht sich in Gruppen und Einzelgesprächen und trägt bei zum Verständnis unterschiedlichster Lebensbereiche, beispielsweise wenn es um pädagogische Fragen in der Kindererziehung oder um die Hintergründe einer Krankheit geht, oder sie ist selbst zentraler Inhalt. Sie hat mehr hygienischen Charakter, wenn Fragen der Selbsterziehung und der Lebensbewältigung anstehen, sie kann aber auch therapeutisch eingesetzt werden, zum Beispiel als Unterstützung bei Krebs oder anderen Krankheiten.

DAS WESEN DER BIOGRAPHIE – ELEMENTE UND INHALTE DER BIOGRAPHIEARBEIT

Es gibt Situationen, in denen man nach dem eigenen Lebenslauf gefragt wird. Dann zählt man die Fakten und Ereignisse des Lebens auf: wo man geboren und wie man aufgewachsen ist, Schulbesuche, Ausbildungen, Umzüge, ob man geheiratet hat, gegebenenfalls die Geburten der eigenen Kinder; vielleicht berichtet der eine oder andere auch über Krisen oder Momente des Scheiterns. Aber hat man dann das Gefühl, wirklich etwas von sich selbst mitgeteilt zu haben? Würde das den Sinn eines ganz einmaligen Lebens vermitteln?

Wenn jemand den Lebensverlauf eines Haustieres beschreiben würde, könnte er zu ähnlichen Aussagen kommen: auch ein solches Tier wächst auf, wechselt Wohnort und Besitzer, wird trainiert und zeigt dann ein entsprechend verändertes Verhalten, kann auch »Krisen« oder Ängste haben und sich wechselnden äußeren Gegebenheiten anpassen.

Es gibt bei jedem Lebewesen *Wachstum, Veränderung und Anpassung an diese Veränderung.* Das gehört zur naturhaften Seite unseres Wesens und damit auch zu unserem Leben. Aber was macht denn nun das eigentlich Menschliche an uns und damit das Einmalige an unserer Biographie aus? Betrachten wir ein Beispiel: Eine Frau ist krank geworden - eine Art Zusammenbruch aus Erschöpfung. Die Forderungen ihrer Familie mit drei Kindern, die Mitarbeit im Betrieb ihres Mannes und viele andere Aktivitäten haben zu einer Überlastung geführt. Nun nimmt sie entsprechende Medikamente ein, beantragt eine Kur und nach einiger Zeit ist sie wieder soweit gesund, daß sie ihren bisherigen Pflichten nachkommen kann. Vielleicht nimmt sie diese Krankheit aber als eine biographische Zäsur und betrachtet einmal ihre gesamte Situation. Hat sie ihre vielgestaltige Arbeit bisher aus eigenem Interesse ausgeführt, oder weil es Pflichten waren, die eben anstanden? Wie weit nimmt sie sich selbst in ihren Wünschen und eigenen Bedürfnissen überhaupt wahr, oder reagiert sie vor allem auf die Bedürfnisse der anderen und ihrer Familie? Wann hat sie eigentlich das letzte Mal allein mit ihrem Mann eine gemeinsame Zeit verbracht?

Solche Fragen, die beispielsweise auch in einer Biographiearbeit besprochen werden können, führen diese Frau dann zu grundsätzlichen Themen: Was sind denn eigentlich meine Interessen? Was hat mich damals dazu gebracht, meinem Mann im Betrieb mitzuhelfen? Wofür möchte ich mich generell am liebsten einsetzen? Nach welchen Richtlinien möchte ich meine Kinder erziehen? Was ist mir an meiner Ehe wichtig?

Bewegt man solche Fragen, geschieht in der Biographie eine Wandlung, die dann mehr ist als bloße Veränderung oder Anpassung an eine neue Situation. Das kann auch in scheinbar belanglosen, ganz alltäglichen Situationen geschehen: Meine Nachbarin erzählt mir zum zigsten Male ihre Eheprobleme und allmählich bin ich ungeduldig, weil es immer das gleiche ist, und sie meine guten Ratschläge ja doch nie angenommen hat. Ich möchte mir das eigentlich gar nicht mehr anhören und suche nach einer guten Ausrede, warum ich jetzt dringend weg muß. ... Ich könnte aber dieses Mal darauf achten, ob in ihren Formulierungen doch etwas Neues - und sei es auch noch so unauffällig - auftaucht; ich könnte vielleicht von vornherein bewußt darauf verzichten, nach guten Ratschlägen zu suchen; oder ich könnte mich später fragen, ob diese immer gleichen Geschichten mir etwas über meine eigene Lebenssituation aussagen ...

Dieses heißt Schicksal: gegenüber sein und nichts als das und immer gegenüber (Rainer Maria Rilke »Duineser Elegien - die achte Elegie«).

Der Mensch kann sich seiner Situation gegenüberstellen und sich selbst, sein Handeln, seine Gefühle und seine Gedanken anschauen. Dadurch bekommt er ein objektiveres Verhältnis zu der Situation, als wenn er sich nur auf die Handlung konzentriert. Vielleicht bemerkt er etwas Neues an sich oder auch an der äußeren Situation. Vielleicht bemerkt er, daß ihm etwas gefällt oder nicht stimmig erscheint, befremdend oder vertraut wirkt, inkonsequent, sinnvoll ist ... Vielleicht kommen ihm Fragen, warum ausgerechnet er in diese Situation gerät. Vielleicht möchte er an seinen Handlungen und Reaktionen auch etwas ändern. Tauchen Wünsche nach Veränderung auf, steht man unweigerlich vor der Frage, warum und in welche Richtung man etwas wandeln möchte: was ist wichtig, welche Werte hat man? Dieses bewußte Umgehen mit den Lebensereignissen, gleich wie klein oder groß sie sein mögen, kann nur durch die menschliche Individualität geschehen. Dadurch ist dem Menschen die Möglichkeit zur Entwicklung gegeben. Er kann Chancen ergreifen. Beim Tier lösen Ereignisse keine Entwicklung und Impulse zur weiteren Lebensgestaltung aus, aber der Mensch ist offen. Er hat die Freiheit, seine Handlungen zu bestimmen.

Und woher weiß man, in welche Richtung man weiterschreiten soll? Wohin soll ich mich entwickeln?

Zum einen kommen die Impulse aus den Lebensereignissen selbst. Wenn man eine Biographie genau betrachtet - die Methode des exakten Wahrnehmens und Beschreibens ist Teil der Biographiearbeit - kann man erkennen, daß immer wieder ähnliche Motive und Themen auftauchen. Beispielsweise war eine Frau, Ende Vierzig, in ihrer Kindheit so aufgewachsen, daß gesellschaftliche Normen und Regeln übermäßig betont wurden: »Man tut das nicht«, »Es gehört sich aber ...«. »Was sagen denn die Leute ...« In der frühen Phase ihrer Erwachsenenzeit lehnte sie sich dann massiv gegen gesellschaftliche Normen auf, lebte in

Wohngemeinschaften und engagierte sich politisch in linken Gruppierungen. Später heiratete sie und bekam Kinder. Die Ehe wurde geschieden; sie erlebte ihren Mann als zu festgefahren und unbeweglich. Mit ihren mittlerweile fast erwachsenen Kindern bekam sie immer wieder Schwierigkeiten. Bei näherem Betrachten stellte sie selbst fest, daß sie von bestimmten Erwartungen »wie die Kinder sein sollten« nicht loslassen konnte. Ihr Lebensthema, in jeder Phase anders gefärbt, war: Wie finde ich zu meinen ganz eigenen Maßstäben? Wo und wie finde ich den Raum, zu einem eigenen Urteil zu kommen?

Ein Mann, sehr begabt und intelligent, arbeitete als Physiker in einer großen Firma. In seinem Beruf hatte er bemerkenswerten Erfolg und mit einigen Erfindungen gewann er internationale Anerkennung. Seine menschlichen Beziehungen jedoch waren ihm ein großes Problem: Er hatte keinen Freundes- und Bekanntenkreis, seine letzte Freundin hatte ihn verlassen, weil sie sich nicht von ihm verstanden fühlte und er Beziehungsprobleme »wie eine physikalische Gleichung lösen wollte«. Betrachtete man seine Biographie, wurde deutlich, daß er eine große Sehnsucht nach Menschen hatte, aber nie in der Lage war, Kontakte zu knüpfen. Seine große Begabung war wie ein Geschenk der Vergangenheit, aber das Entwickeln sozialer Fähigkeiten im Umgang mit Menschen - darin erkannte er seine zukünftige Aufgabe.

Der *Entwicklungsimpuls*, man könnte es auch als Wirken des Karmas bezeichnen, zeigt sich dort, wo etwas nicht von alleine läuft, sondern man bewußt damit umgehen muß. Da, wo man immer wieder anstößt, entsteht Wachheit. Manchmal ist es wie ein ständiger Schmerz, mit dem man sich beschäftigen muß. Aber gerade dadurch erarbeitet man in seinem Leben etwas Neues, man bildet selbst eine Substanz. Manchmal, wenn es einem Menschen gelungen ist, sich diesen Situationen aktiv gegenüberzustellen und darin Bewußtheit, Übersicht und Gelassenheit zu entwickeln, kann er davon anderen etwas weitergeben. Jeder kennt dieses Phänomen, daß man sich mit bestimmten Fragen oder Problemen einem Menschen gegenüber besonders öffnen konnte, verstanden fühlte und weiterkam, obwohl einem dieser Mensch gar nicht besonders nahe stand. Man spürte aber die Resonanz, die daher kam, daß Ähnliches auch durchlitten und bewältigt wurde.

Jeder Mensch kann in seinem Leben mehrere solcher Motive finden. Selbstverständlich gehören Fähigkeiten und Begabungen in entscheidender Weise zu einer Biographie und gerade in Krisenzeiten ist es besonders wichtig, sich dessen bewußt zu werden und sich darauf zu stützen. Aber wo der Mensch aus eigener, freier Entscheidung heraus etwas verwandelt, schafft er neue Kräfte, die auch über sein Persönliches hinausgehen und dadurch für das Weltganze eine Bedeutung haben.

Zum einen zeigen sich die Impulse der Entwicklungsrichtung durch die Biographie selbst. Zum anderen hat der Mensch von sich aus Möglichkeiten, seine Handlungen nach seinen *Zielen* zu bestimmen, nach dem, was er gern erreichen möchte. Um wirklich authentische Ziele zu finden, ist es sinnvoll, damit anzufangen, die eigenen Wünsche und Sehnsüchte aufzuspüren: Was habe ich mir schon immer gewünscht? Was wäre mir am liebsten, wenn ich alle äußeren Umstände und Bedingungen nicht beachten müßte? Ist man damit in Kontakt gekommen, ergibt sich die Frage nach den Idealen ganz organisch: Was ist mein Leitstern? An welcher Stelle möchte ich nicht nur etwas für mich, sondern auch für die Menschheit und die Welt tun? Wichtig ist, abzuspüren, ob ein Gleichgewicht besteht zwischen den eigenen Wünschen und dem, was man für andere leisten möchte.

Unsere Wünsche sind Vorgefühle der Fähigkeiten, die in uns liegen, Vorboten desjenigen, was wir zu leisten imstande sein werden.

(Goethe)

Vergangenheit, Gegenwart, Zukunft / höheres Selbst - niederes Selbst

Suchst du dich selbst,
So suche draußen in der Welt;
Suchst du die Welt,
So suche in dir selbst.
(Rudolf Steiner »Wahrspruchworte«)

Wie kommt es, daß das, was ich innen entwickeln soll, mir als Lebensmotiv von außen begegnet?

Wenn wir mit unserem alltäglichen Bewußtsein, also unserem niederen oder alltäglichen Selbst, unsere Biographie betrachten, so können wir nur die Vergangenheit überblicken. »Nieder« und »höher« ist nicht wertend, sondern im Sinne von irdisch und geistig gemeint. Wir sehen, wie und was wir geworden sind. Im nachhinein verstehen wir manchmal auch, daß bestimmte Hindernisse uns weitergebracht haben, ja sogar nötig waren. »Wenn ich damals nicht diesen Unfall gehabt hätte, wäre ich nur noch für meine Karriere dagewesen und mein Leben wäre bald sehr öde geworden«, erzählte ein Mann, der sich nach diesem Unfall für vieles geöffnet hatte und dessen Leben trotz körperlicher Behinderung bunter und bewegter war als zuvor. Wer die eigene Vergangenheit betrachtet, entdeckt, daß gerade die »Klippen« ihn weitergebracht und freier gemacht haben, daß er mehr er selbst geworden ist. Aber wer würde sich für seine Zukunft freiwillig Schwierigkeiten einplanen? Wir würden, könnten wir mit unserem alltäglichen Bewußtsein die Zukunft planen, nur die Vergangenheit fortsetzen. Wenn wir mitten in den Problemen stecken, ist es ganz menschlich, daß wir sie nicht bejahen. Es gibt auch viele leidvolle Schicksale, bei denen es gar nicht einleuchtet, was der positive Sinn sein soll. Und dennoch »sind« wir auch das, was uns zustößt. Unser Schicksal kommt uns aus der Zukunft entgegen. Es bietet uns Stufen, um immer mehr zu dem Menschen zu werden, der als Urbild in uns lebt, der wir wirklich sein möchten, ... falls wir es schaffen, diese Zukunft anzunehmen. Es gibt also einen Teil in uns, der dieses Zukunftsbild kennt und von daher weisheitsvoll die »passenden Widerstände einbaut«, damit wir genau die Qualitäten und Eigenschaften entwickeln, die diesen zukünftigen

Menschen ausmachen. Wenn jemand als Zukunftsbild in sich trägt, für Soziales und Mitmenschliches besonders wach zu werden, wird er immer wieder in Zusammenhänge geraten, in denen es menschliche Schwierigkeiten gibt, Rücksichtslosigkeit, fehlende Anteilnahme und ähnliches; er wird gerade daran so lange leiden, bis er intensiv erlebt, daß und wie er etwas ändern möchte. *Dieser Zukunftsmensch in uns ist unser höheres Selbst.* Was aber soll man tun, wenn man einfach nicht mehr weiter weiß und mitten im Dunkeln steht? Vielleicht mag man ja einsehen, daß es ein höheres Selbst gibt, aber mit dem normalen Tagesbewußtsein reicht man da eben nicht hin. Und Entwicklung im Sinne der Verwirklichung von Geburtsimpulsen ist nichts, was selbstverständlich und von allein geschieht. Es ist ein Abgrund, vor dem man dann steht: wenn die Ehe auseinandergeht und man gar nicht mehr weiß, wie man damit fertig werden soll; wenn eine Krankheit die eigene Lebensplanung völlig durcheinanderwirft; wenn man vor den eigenen Kindern nur noch mit großer Ratlosigkeit steht; wenn sich eine sinnvolle Perspektive im Beruf einfach nicht finden läßt, Mißverständnisse mit dem Partner immer wieder auftauchen ...

Jeder, dem in dieser Weise der Boden unter den Füßen wegrutscht, erfährt auch, daß er sich an nichts Altem und Bekanntem mehr festhalten kann. Und genau da beginnt der vielleicht spannendste Moment der menschlichen Biographie. Halte ich das aus, ohne die Realitäten zu vertuschen oder mich abzulenken? Schaffe ich es, bei mir zu bleiben und weiterhin meinen Zielen nachzustreben, auch wenn mich alles davon abzieht? Bemühe ich mich weiterhin um klare Gedanken und liebevolle Gefühle, auch wenn mir das Gegenteil davon viel näher liegt? Und vor allem: Will ich diese Situation annehmen - auch wenn sie mir mißfällt und ich nichts mehr verstehe? Das sind Zeiten höchster innerer Aktivität; ich stütze mich auf das eigene Ich. Ich gehe über diesen Abgrund hinweg ohne Sicherheiten und ohne das Ergebnis zu kennen, weil ich fühle und ahne, daß dies irgendwie zu mir gehört. Es ist Vertrauen und Liebe zu etwas Unbekanntem. Und genau in dieser »Nachtmeerfahrt der Seele«, wie es C. G. Jung nannte, wächst dem Menschen eine Kraft zu. Es ist die Ankunft des Neuen. Vielleicht ist das Neue blitzartig da - ein rettender Gedanke, eine Begegnung, ein »Geschenk«-, oder es stellt sich auch ganz leise und unbemerkt ein und man bemerkt es erst im nachhinein, wenn sich Spannungen allmählich gelöst haben, oder eine schwere Situation nicht mehr bedrückend wirkt.

Gedenket nicht an das Frühere
und achtet nicht auf das Vorige.
Denn siehe, ich will Neues schaffen,
jetzt wächst es auf, erkennt ihr es nicht?
(Jesaja 43, 18 und 19)

Alltägliches Selbst und höheres Selbst haben sich dann berührt. Jeder hat schon solche Erfahrungen gemacht, wenn er sich wie »bei sich selbst angekommen« fühlte. Gleichzeitg weiß man aber, daß es sich dabei niemals um einen endgültigen Zustand handelt, sondern es wird neues Bewegen und Bemühen gefordert.

Selbstverständlich können auch freudige und beglückende Ereignisse den Menschen immens öffnen und weiterbringen. In einer Biographiebetrachtung kann man dabei der spannenden Frage nachgehen, ob solche »Geschenke« die Früchte von Bemühungen aus einem früheren Zeitpunkt der Biographie sind, oder man muß offen lassen, ob sie aus einer vorigen Inkarnation stammen. Manchmal bringt auch der Blickwinkel, es könne ein »Kredit vom Schicksal« sein, einen achtsamen und respektvollen Umgang mit den freudvollen Ereignissen.

Welche Rolle spielt nun das niedere Selbst? Es ist der Teil unseres Wesens, mit dem wir uns als Persönlichkeit spüren und betrachten, ihm gehört das Verstandesdenken an, mit dem wir auch die Vergangenheit erkennen. Es ist der Bereich unserer Fähigkeiten, mit dem wir den Alltag bewältigen. Auch der Egoismus und alle Emotionen wie Neid, Haß, Argwohn, Sucht und Gier leben im niederen Selbst. Gleichzeitig ist es der Ansatzpunkt zur Selbsterziehung. Wir können mit unserem Denken, Fühlen und Handeln das niedere Selbst so verwandeln, daß wir es zu einem Werkzeug machen, mit dem wir die Impulse des höheren Ich immer intensiver aufnehmen können.

Gesetzmäßigkeiten und Rhythmen im Lebenslauf

Wie an dem Tag, der dich der Welt verliehen,
Die Sonne stand zum Gruße der Planeten,
Bist alsobald und fort und fort gediehen,
Nach dem Gesetz, wonach du angetreten.
So mußt du sein, dir kannst du nicht entfliehen,
So sagten schon Sybillen, so Propheten;
Und keine Zeit und keine Macht zerstückelt
Geprägte Form, die lebend sich entwickelt.

Die strenge Grenze doch umgeht gefällig
Ein Wandelndes, das mit und um uns wandelt;
....
Im Leben ists bald hin-, bald widerfällig,
Es ist ein Tand und wird so durchgetandelt.
.....

(Goethe: Urworte Orphisch)

Das Leben, dessen Gestalt sich in der Zeit entfaltet, ist einerseits Ausdruck der einmaligen Individualität. Andererseits unterliegt es, wie alles Lebendige, bestimmten Rhythmen und Gesetzmäßigkeiten. Am bekanntesten sind die Siebenjahresphasen, die bereits im alten Griechenland entdeckt wurden. Etwa alle sieben Jahre erneuern sich sämtliche Zellen im Körper, mit etwa sieben Jahren fallen die Milchzähne aus, mit etwa vierzehn Jahren kommen Jugendliche in die Pubertät und mit etwa einundzwanzig gilt man als erwachsen. Je älter man wird, desto mehr kann der Siebener-Rhythmus verschwinden und andere, ganz eigene Rhythmen können auftauchen. Insofern kann man den Siebener-Rhythmus als Urbild für bestimmte Entwicklungen sehen, die in den entsprechenden Altersstufen veranlagt sind. Wie bei allen Urbildern wird dadurch ein Ideal aufgezeigt, das man in der Realität niemals genauso findet und auch nicht zu finden braucht. Dennoch ist dieses Urbild bei der Betrachtung des Lebens ein Maßstab, an dem sich feststellen läßt, wo etwas versäumt oder verschoben wurde, was und wie man es später aufgreifen kann. Es ist sozusagen eine Diagnosegrundlage.

Zunächst aber ganz prinzipiell: daß wir Einseitigkeiten haben, gehört zum Irdischen und Menschlichen und ist völlig natürlich. Es können in einer Kindheit massive Versäumnisse und Schädigungen vorliegen und das ganze Leben hindurch Auswirkungen haben. Aber darin, wo wir selbst etwas erschaffen, was uns durch die Erziehung nicht gegeben wurde, zeigt sich unser Individuelles.

In den letzten Jahren sind etliche Bücher zu den Lebensphasen erschienen, deren Bedeutung darin ausführlich geschildert wird.[1] Deshalb möchte ich hier nur ausschnittweise auf einige Aspekte der ersten drei Jahrsiebte eingehen, da in diesem Alter das veranlagt wird, worauf sich später seelische und geistige Entwicklungen aufbauen. Man kann an Grundstrukturen wahrnehmen, wann Einseitigkeiten oder Versäumnisse auftraten und worin dann im Erwachsenenalter ein Ansatz zur Selbsterziehung zu finden ist.

– Das erste Jahrsiebt:
In dieser Zeit entsteht vorwiegend das Verhältnis zum eigenen Leib, wie man sich »in sich selbst zu Hause« fühlt. Entsprechend ist dann auch die Beziehung zur Sinneswelt, zur physischen Umwelt. Hat man dieses Urvertrauen in die Welt erleben können, ist man später einerseits zu einer Selbstliebe und der dazugehörigen Abgrenzung fähig und andererseits kann man Nähe, Offenheit und Hingabe zulassen. Ist diese leibliche »In-sich-Gegründetheit« verunsichert, neigt der Mensch dazu, sich einerseits selbst zu vernachlässigen - im Extrem sich selbst gar nicht zu spüren - und, im Pendelschlag dazu, übermäßig selbstbezogen zu sein. Es kann wechselweise der starke Wunsch nach Symbiose und dann wieder Unannahbarkeit und Kontrollieren-Wollen entstehen. Richtungen der Selbsterziehung des Erwachsenen sind: Wie kann ich eine Beziehung zu meinem Physischen und der Sinneswelt herstellen?; religiös ausgedrückt: Wie bekomme ich Anschluß an den Urgrund des Vater-Göttlichen? Eine Pflege des Leiblichen - nicht im Sinne von Eitelkeit, sondern von Selbst-Liebe - ist wichtig, aber auch ein verstärkter Umgang mit der Wahrnehmungswelt, die mich umgibt, vielleicht mit Pflanzen, mit der Erde, das Miterleben des Jahreslaufes in der Natur. Wer zum Religiösen neigt, kann hier besonders die Verehrung gegenüber der

---

[1] Gudrun Burkhard: Das Leben in die Hand nehmen, Arbeit an der eigenen Biographie. 5. Auflage – Stuttgart; Verlag Freies Geistesleben 1995.

Schöpfung pflegen und damit Urvertrauen aufbauen. In der abendlichen Rückschau kann man besonders darauf achten, was man zum Beispiel an seelischen oder körperlichen Empfindungen wahrgenommen hat, und sich auch äußerlich genaue Beobachtungen an anderen Menschen vergegenwärtigen.

– Das zweite Jahrsiebt:
Der mittlere Bereich und alles Dazugehörige wird in diesem Alter veranlagt: Atmung, Rhythmisches, seelisches Mitschwingen - also alles Prozeßhafte, das Verhältnis von Form und Bewegung, von Innenraum und Außenwelt. Hat man einen seelischen Atem, dann ist der Mut zu Fehlern da, denn man kann fühlen, daß ein Scheitern zum Ganzen dazugehört. Es entsteht die Fähigkeit, sich zu wandeln und zu wissen, daß man sehr vieles lernen kann. Es werden Gewohnheiten und der bewegliche Umgang mit ihnen veranlagt. Wird der Zugang zur Welt, also das, was man in der Schule lernt, mit Phantasie und Schönheit vermittelt, kann das Kind mit der Welt mitschwingen.

Fehlt der Sinn für Prozeßhaftes, Rhythmisches, entsteht eine mehr oder weniger starre und intellektuelle Orientiertheit an Ergebnissen. Für den Erwachsenen kommt es dann nicht auf die Wandlung an, oder ob man aus seinen Fehlern lernt, sondern es gibt ein richtiges und ein falsches Ergebnis. Man ist »fertig« und somit nicht in Bewegung. Folglich darf man es sich nicht erlauben, zu scheitern. Diese Einstellung kann zu seelischem Druck, Pedanterie oder Perfektionismus führen. Da bei einer Einseitigkeit immer auch das andere Extrem dazugehört, neigt man auf der anderen Seite wiederum zur Formlosigkeit, Unbeständigkeit, Oberflächlichkeit. Die Frage der Selbsterziehung lautet dann: Wie kann ich (seelischen) Atem bekommen und immer wieder zu einer Mitte finden? Wie übe ich Prozesse und bringe bewegte Gestaltungskraft - oder gestaltete Bewegung - in mein Leben? Religiös im Sinne des erneuerten Christentums ausgedrückt: Wie erwecke ich in mir die Schaffenskraft des Sohnes-Göttlichen?

Prozesse beobachten und auf sich wirken lassen kann man in der Natur: in welchen Phasen wächst etwas, blüht, verwelkt und entsteht es wieder neu. Auch der Umgang mit Kunst, besonders mit Musik, die ja in der Zeit verläuft, kann im Menschen Sinn für Verwandlung wecken. Wenn man sich mit Biographien beschäftigt, läßt sich auch hier die Aufmerksamkeit darauf lenken, wie etwas auftaucht, verschwindet, und in einer Metamorphose wieder erscheint. Ein bewußter Umgang mit Gewohnheiten bringt Lebendigkeit und Gestaltungskraft: Welche Gewohnheiten soll ich anlegen und pflegen, welche muß ich ändern, damit sie nicht zur Routine werden? Das kann sich auf den Tagesablauf beziehen, auf berufliche Arbeiten, man kann kreative Tätigkeiten in seinen Wochenablauf einbauen. Wie sich diese Lebenskräfte unmittelbar verstärken lassen, etwa durch das Einüben einer neuen Schrift, gibt Rudolf Steiner in seinem Vortrag »Nervosität und Ichheit« an.

– Das dritte Jahrsiebt:
Was ist die Welt und wie stehe ich zu ihr? Welche Meinung bilde ich mir zu den verschiedensten Dingen? Für was lohnt es sich, zu leben und sich einzusetzen? - Das sind die Fragen, die Jugendliche in diesem Alter bewegen. Ist die Erziehung bis dahin relativ gesund verlaufen, dann haben die Kinder von sich aus Interesse an vielen Dingen, entwickeln Neigungen, begeistern sich für Ideale. Ob man für diese Welt Verantwortung übernehmen möchte, Sicherheit in den eigenen Urteilen gewinnt, Interesse und Offenheit der Umwelt gegenüber hat - das wird in diesem Alter veranlagt. Andernfalls kann es sein, daß man zu Opportunismus, Initiativelosigkeit und Desinteresse neigt oder andererseits Vorurteile hat und mit Dogmatismus anderen die eigenen Ideen aufzwingen will. Hier lauert die Gefahr, ein »ewig Pubertierender« zu bleiben.

Will der Erwachsene hier bei sich etwas bewegen, geht es darum, wie er Begeisterungsfähigkeit und Interesse in sich weckt, an verschütteten oder bisher vergessenen Idealen anknüpft oder sich zu eigenständigen Urteilen durchringt. Will man einen religiösen Weg gehen, heißt die Richtung: Wie öffne ich mich der Erleuchtungskraft des Geist-Gottes, des Heiligen Geistes? Man kann üben, vieles von dem, was man zu wissen glaubt, wieder als Frage zu formulieren; man kann bewußt längere Zeit mit einer Frage leben, ohne sie zu beantworten. Vorurteilslosigkeit läßt sich auf ähnliche Weise erlernen: man versucht, eine Sache von anderer Warte als gewohnt zu sehen und verschiedene Sichtweisen einzunehmen. Auch kann man gezielt für etwas Interesse aufbringen, das einem keinen unmittelbaren eigenen Nutzen bringt. Das Lesen von Autobiographien, die aus der Perspektive des Autors geschrieben sind, eröffnet den Sinn für fremde Sichtweisen. Mit Hilfe von Biographiearbeit kann man die alten Ideale wiederentdecken und Wege finden, sie in das jetzige Leben zu integrieren.

Zur Lebensmitte

»Da sprach Nikodemus: Wie kann ein Mensch geboren werden, wenn er schon alt ist? Kann er noch einmal zurückkehren in den mütterlichen Schoß, um neugeboren zu werden? Jesus antwortete: Ja, ich sage es dir: Wer nicht die Neugeburt erfährt aus des Wassers Bildekraft und aus dem wehenden Hauch des Geistes, kann keinen Zugang finden zum Reiche Gottes. Was aus dem Erdenelement geboren wird, ist selbst nur irdischer Natur; was aber aus dem Atem des Geistes geboren wird, ist selber wehender Geist. Wundere dich darüber nicht, daß ich zu dir sprach: Ihr müßt aus den Höhen neugeboren werden. Der Wind weht, wo er will. Du hörst zwar sein Rauschen, aber du weißt nicht, woher er kommt und wohin er geht. So auch ist jeder, der aus dem Atem des Geistes geboren ist.«

(Johannes-Evangelium 3, 4-8)

Eine wesentliche Zeit in der Biographie ist die Lebensmitte, die von Mitte Dreißig bis Anfang Vierzig dauern kann. Wenn die darin liegende Wende nicht aufgegriffen wird, zieht sie sich als immer bedrängender werdende Krise weiter. Um was geht es dabei? Es ist wie eine Neugeburt im Leben. Sie kann mehr oder weniger dramatisch erlebt werden, manchmal ist sie wie ein Einschlag - vielleicht ausgelöst durch ein Ereignis - , manchmal zieht sie sich als Prozeß über einen längeren Zeitraum hin.

Üblicherweise ist der Mensch bis in die Mitte der Dreißiger damit beschäftigt, sein äußeres Leben zu gestalten. Man hat eine Ausbildung gemacht, übt einen Beruf aus, man richtet sich wohnlich ein, man verliebt sich, vielleicht heiratet man dann und gründet eine Familie. Die Gestaltung der äußeren Verhältnisse ist wichtig, und man fühlt sich davon auch entsprechend ausgefüllt. Zwar läuft das nicht bei jedem so ab, aber der Wunsch danach ist vorhanden; es ist wie eine Naturseite im Menschen, die nach Verwirklichung drängt und eine bestimmte Zeitspanne auch notwendig ist. Vielleicht hat man vieles erreicht und Anerkennung dafür bekommen, das auch selbst genossen, man steht auf dem Gipfel der eigenen Schaffenskraft - und genau dann schleicht sich ganz leise ein Gefühl von Leere ein. Ist das jetzt alles? Geht es nun jahrzehntelang so weiter? Liegt darin der Sinn meines Lebens? Man fühlt sich von seiner Tätigkeit nicht mehr ausgefüllt, die Begeisterung für den Ehepartner ist nicht mehr wie am Anfang - vielleicht fragt man sich, was man außer Kindererziehung und Alltagsorganisation noch gemeinsam hat. Unter Umständen sind es auch äußere Ereignisse - eine Trennung, die Begegnung mit dem Tod, eine berufliche Veränderung - , die die inneren Zweifel auslösen. Das, »was aus dem Erdenelement geboren wurde« und was man wie vorgegeben empfunden hat, ist zu einem Endpunkt gekommen.

Es besteht die Gefahr, daß man die Sinnfrage, die immer lauter an die Türe pocht, betäubt: Man baut weiter seine Karriere aus und hat noch weniger Zeit, man kümmert sich noch mehr um andere, statt sich auf sich selbst zu besinnen, vielleicht lenkt man sich mit Hausbau und Neuanschaffungen ab. Es ist ein Alter, in dem sich stoffliche Süchte, wie Alkoholismus, Drogen etc. oder auch nicht-stoffliche und weniger sichtbare Süchte, z. B. nach Arbeit, Sex, Beziehungen, Erfolg etc. etablieren können. Es kann auch der Drang nach einem radikalen Neubeginn da sein: man will ins Ausland ziehen, den Partner verlassen, die Arbeitsstelle wechseln - und zwar mit der Erwartung, daß dann alles besser werde.

Aber was steht an ? ... »aus dem wehenden Hauch des Geistes und den Höhen neugeboren zu werden«! In dieser »Zeit der Mauserung« soll der Mensch Anschluß an die verborgene Seite seines Wesens bekommen, die über das Irdische hinausführt. Das kennt und begreift man natürlich nicht so leicht wie alles Bisherige, weil es jenseits der sinnlich erfaßbaren Kategorien liegt. Stellt man sich diesem Leidensdruck ohne ihn zu betäuben und horcht dabei in wahrnehmender Weise auf leise, subtile Regungen im eigenen Inneren, stellt sich zunächst etwas wie eine gefühlsmäßige Ahnung ein, wie eine Liebe zu etwas Unbekanntem. Damit verbindet sich ein Offenwerden für das, was einem an Werten und Idealen wichtig ist. Findet man den Kontakt zu den ureigenen Lebenszielen, erlebt man etwas von seinem geistigen Wesenskern. »Wie kann ich die geistige Seite meines Wesens hier im Leben verwirklichen?« - lautet die Frage nach der Lebensmitte. Dazu gehört - und das ist in der Realität schwierig zu sehen und durchzuführen - , daß ich ab jetzt selbst die Verantwortung für mich und mein Leben übernehme und sie nicht mehr den äußeren Umständen und anderen Menschen zuschiebe oder von dort eine Änderung erhoffe und erwarte. Hat sich bisher alles mehr wie von außen gefügt, habe ich jetzt die Freiheit, nach meinen eigenen Maßstäben das Leben zu gestalten. Man entwickelt allmählich einen inneren Beobachter für sich selbst, der immer wieder nach der Richtung schaut und das eigene Verhalten entsprechend beurteilt. Ist man durch dieses Nadelöhr hindurchgegangen, ergeben sich manchmal ganz organisch Änderungen im äußeren Leben oder aber bisherige Gegebenheiten, wie die Ehe oder der Beruf, können neu ergriffen und erlebt werden.

Was ist der Unterschied zwischen einer Krise und einem Schicksalsereignis?

Am Beginn einer Lebensphase oder auch durch deren charakteristische Herausforderungen können sich in der Biographie Krisen anbahnen. Der Mensch erlebt sie zunächst in seinem Inneren - obwohl man sie natürlich auch auf die Außenwelt projizieren kann und dann dort sieht. Eine Krise hat im Prinzip die Dynamik in sich, daß eine »Ent-scheidung« getroffen werden soll, so daß im Leben bestimmte Dinge getrennt oder integriert werden, wobei es auch oft ausreicht, wenn dies innerlich geschieht.

Eine junge Frau, Anfang Dreißig, ist schon seit zehn Jahren verheiratet und Mutter von drei Kindern. Sie hat nie einen Beruf erlernt und ausgeübt. Sie ist unzufrieden mit ihrer Tätigkeit zu Hause, macht ihre Arbeiten ohne inneren Schwung und besonders mit einem ihrer Kinder bekommt sie immer häufiger Streit. Manchmal würde sie am liebsten aus ihrer Umgebung ausbrechen.

Die Themen, die im vierten Jahrsiebt veranlagt sind, nämlich sich in der Welt in möglichst großer Vielfältigkeit zu erproben, konnte diese junge Frau aufgrund ihrer Situation nicht ausleben. Es stellt sich hier die Frage, wie sie, und zwar indem sie ihre Familie konstruktiv miteinbezieht, Erfahrungen machen kann, in denen sie sich ganz neu und anders zu erleben vermag - vielleicht indem sie auch einmal etwas Verrücktes und Außergewöhnliches tut. Wenn Impulse nicht wahrgenommen werden , führt dies irgendwann zu einer Krise und dann gilt es, mit phantasievollen Ideen das Versäumte in die jetzigen Lebensumstände einzufügen.

Im Prinzip wird jeder Übergang von einer Lebensstufe zur anderen krisenhaft erlebt. Etwas, das bislang richtig und erfüllend war, - unverbindliches Ausprobieren, die gesamte Kraft in den Beruf investieren, als

Mutter die Kinder umhüllen - das muß von einem bestimmten Zeitpunkt an verabschiedet werden, ohne daß man das Neue kennt. Denn das Neue kann nur in einem Zustand von Ungewißheit oder sogar Chaos geboren werden.

Schicksalsereignisse dagegen treten von außen in das Leben herein, oft steht man ihnen unerwartet gegenüber. Sie haben, wie bereits ausgeführt, mit dem höheren Ich zu tun. Man trifft einen Menschen und es eröffnen sich neue Dimensionen, man bekommt unerwartet eine Arbeitsstelle angeboten, wird von einer Krankheit überrascht, man findet »den« Arbeitspartner für das geplante Unternehmen ...

Krisen können eine Vorbereitung, eine Öffnung sein für Schicksalsereignisse. Ein Schicksalsschlag wiederum kann eine Krise auslösen - beides ergänzt sich und gehört zusammen.

Begegnungen im Lebenslauf

Alles wirkliche Leben ist Begegnung ... Ich werde am Du. Ich werdend spreche ich Du.

(Martin Buber)

Zu den wesentlichen Schicksalsereignissen im Leben gehören die Begegnungen mit anderen Menschen. Sie sind die Geburtshelfer unserer Individualität und haben uns zu dem gemacht, was wir sind.

Lernen wir einen Menschen kennen, gehen wir naturgemäß mit Sympathie oder Antipathie auf ihn zu, wir reagieren mit unserem niederen Selbst. Gerade hier kann die Biographiearbeit ganz andersartige Sichtweisen eröffnen. Betrachten wir doch einmal Menschen, die früher in unser Leben getreten sind! Mit dem Abstand von Jahren kann man erst ermessen, was sie unserem Leben hinzugefügt haben und zwar unabhängig davon, ob wir sie leiden konnten oder nicht. Gerade die Menschen, die uns Schwierigkeiten gemacht haben, wirken besonders tief auf uns ein, weil wir ihretwegen Kräfte mobilisieren mußten, oder es wurden uns durch sie unsere eigenen Ideale besonders deutlich, vielleicht weil sie uns einen Weg versperrt haben, wir dann aber einen viel wichtigeren fanden... Wenn man das Betrachten vergangener Begegnungen unter diesem Aspekt regelrecht übt, gelangt man aus dem höheren Ich heraus zu einem Verständnis für das Wesen des anderen Menschen und die Bedeutung der Begegnung. Daraus kann Dankbarkeit entstehen. Vielleicht gelingt es dann immer mehr, dieses wirkliche Erkennen auch in der Gegenwart aufleuchten zu lassen. Gerade bei dieser Übung ist die Biographiearbeit eine Hilfe für das soziale Miteinander.

Wenn bei einer Begegnung Sympathie oder Antipathie ein zu großes Gewicht haben, erleben wir oft Teilaspekte unserer eigenen Persönlichkeit in dem anderen und machen uns von ihm Vorstellungen, die der Realität nicht entsprechen. Zuviel Sympathie ist eine Art Verliebtheit, bei der man den anderen nicht wirklich wahrnimmt, sondern nur das, was angenehme Gefühle verschafft. Aber auch ein anderer tiefergreifender Aspekt der Verliebtheit ist möglich: man schaut den anderen in seinem Urbild, also in seinen besten Möglichkeiten.

Wenn dagegen die Antipathie vorherrscht, sieht man im anderen oft eigene Schattenseiten, die man selber nicht wahrhaben will. Selbstverständlich und auch berechtigt können die Taten eines anderen Menschen in mir Ablehnung, Wut und ähnliches hervorrufen, und es ist gegebenenfalls berechtigt, dies dem anderen mitzuteilen. Aber wenn ich mich in diesen Gefühlen festfahre und hinter den Handlungen den Menschen selbst nicht mehr wahrnehmen kann, sind es meine eigenen Schattenseiten, die ich an ihm bekämpfe. Wenn sich solche Gefühle verhärten und man in ihnen gefangen ist, handelt man nur noch emotional und sowohl die eigenen Ziele als auch die Wahrnehmung des anderen Menschen verschwinden. Der Schatten kann sich bis zu etwas Wesenhaftem verdichten, das eine eigene Dynamik hat. Bei psychiatrischen Erkrankungen oder Süchten kann man solche Phänomene in aller Deutlichkeit beobachten, daß nämlich etwas wie eine fremde Kraft über den Menschen die Oberhand gewinnt. Aber auch in der Familie und im Kollegenkreis geschieht es, daß in Konflikten und Streitereien die Beteiligten »nicht mehr sie selbst sind«. Bei solchen destruktiven Gefechten kann meist nur ein Außenstehender helfen, das soziale Miteinander wieder zum Fließen zu bringen.

Es ist also wichtig, daß man übt, den anderen so wahrzunehmen, wie er sich wirklich zeigt, und darüber hinaus, daß sich im Vollzug des Übens die eigene Gefühlsfähigkeit derart wandelt, daß man das ganz andere annehmen kann. Wie sieht er aus, was waren genau seine Worte, was waren seine Handlungen? Und vor allem gilt es immer wieder zu trennen: das, was seine Handlungen und Worte für mich ausdrücken, ist nicht das gleiche, was er damit meinte. Und welches könnten meine eigenen Eigenschaften und Schwächen sein, die ich gerade an ihm erkenne und ablehne? Wie kann ich bei mir beginnen, daran etwas zu ändern? Wie kann ich mich wieder auf mein eigentliches Anliegen besinnen und aus eigener Überzeugung und Liebe zur Tat handeln und nicht, indem ich nur auf den anderen reagiere oder um irgendwelcher Ergebnisse willen?

»Leben in der Liebe zum Handeln und Lebenlassen im Verständnis des fremden Wollens ist die Grundmaxime des freien Menschen.«

(Rudolf Steiner »Philosophie der Freiheit«)

Der Engel[2]

Mit einem Neigen seiner Stirne weist
er weit von sich was einschränkt und verpflichtet;
denn durch sein Herz geht riesig aufgerichtet
das ewig Kommende das kreist.

Die tiefen Himmel stehn ihm voll Gestalten,
und jede kann ihm rufen: komm, erkenn -.
Gib seinen leichten Händen nichts zu halten
aus deinem Lastenden. Sie kämen denn

bei Nacht zu dir, dich ringender zu prüfen,
und gingen wie Erzürnte durch das Haus
und griffen dich als ob sie dich erschüfen
und brächen dich aus deiner Form heraus.

(Rainer Maria Rilke: Der Engel)

---

[2] vgl. dazu ausführlich Mario Betti: Engel – Ihr Wesen und Wirken in der Gegenwart; Bad Liebenzell, Verein für Antroposophisches Heilwesen e.V. 2. Aufl. 1996; Best.-Nr. 210.

Der Mensch hat in seinem Leben einen Begleiter - seinen Engel. Der Engel »weiß« die Zukunft dieses Menschen, er weiß, welches Karma er sich vorgenommen hat, er bewahrt sein Urbild in seinem Gedächtnis. Er trägt unseren geistigen Wesenskern durch alle unsere Erdenleben. Und er hilft uns bei der Verwirklichung dessen, was wir uns vor unserem irdischen Lebensweg für diese Erdenzeit vorgenommen haben. Bei Kindern kann man den Engel in seiner beschützenden Macht erleben: wenn etwa ein Kind mit dem Rad fast auf ein Auto fährt - aber gerade eben noch im letzten rettenden Augenblick das Lenkrad herumreißt. Werden wir erwachsen, zieht sich der Engel zurück. Dann führt er uns an Möglichkeiten heran, aber er überläßt es uns, was wir daraus machen. Vielleicht führt er uns mit einem Menschen zusammen, aber wie wir diese Begegnung gestalten, das hängt dann von uns selber ab. Er gibt uns Chancen und läßt uns dabei frei. Dennoch wartet der Engel darauf, daß wir auf ihn zugehen, ihn weiter um seine Hilfe bitten, ihn zu uns sprechen lassen. Er möchte von uns wahrgenommen werden, er wünscht es sich und wartet darauf. Wir können dadurch der geistigen Welt einen Dienst erbringen, den sie braucht und den sie nur von uns Menschen bekommen kann.

Wie kann man das »Seelenauge«[3] entwickeln, um das Wirken des Engels erkennen zu können? Der Engel hat viele Aspekte, mit denen er um uns ist.

Man kann abends betrachten, was während des Tages verhindert wurde und anders kam, als man es geplant hatte. Vielleicht wollte ich morgens aus dem Haus gehen, mußte aber gleich zurück, weil ich den Autoschlüssel vergessen hatte. Prompt klingelt in dieser Minute das Telefon: ein wichtiger Anruf... Ein andermal komme ich mit dem Zug in einer fremden Stadt an, jemand hatte zugesagt, mich abzuholen - er steht nicht da. Was passiert stattdessen?

Wenn man auf diese kleinen, täglichen »Irritationen« längere Zeit achtet, kann man eine Ahnung davon bekommen, daß man immer wieder in eine ähnliche Richtung geführt wird. Aber das ist ein leises Geschehen, und es bedarf besonderer Aufmerksamkeit und Achtung. Diese Führung kann jedoch auch deutlicher werden. Menschen in

---

[3] Rudolf Steiner: Was tut der Engel in unserem Astralleib?
9. Aufl., Zürich, 9.10.1918, GA 182, Dornach 1996 R. Steiner Verlag und als Einzelvortrag, Dornach 1981.

Notlagen, im Krieg, in lebensbedrohlichen Situationen berichten von einer übermenschlichen Hilfe, einer Helligkeit, von etwas Wunderbarem, das sie gerettet hat.[4]

Der Engel bewahrt unser höheres Selbst. Da ist alles fern, was mit unserem persönlichen Egoismus zu tun hat. Er ist sozusagen auf der »anderen Seite des Abgrundes« unseres alltäglichen Selbstes, und dieses kann heftig gerüttelt werden: »... und brächen dich aus deiner Form heraus.« Daher kann eine Engelberührung für unser Alltagsbewußtsein auch von nüchterner Strenge, vielleicht erschreckend, ja beängstigend sein. »... jeder Engel ist schrecklich« schreibt Rilke; in der Bibel steht bei den Engelbegegnungen »Fürchte dich nicht!« Von der Seite des Engels aber geschieht etwas Schöpferisches - »... als ob sie dich erschüfen ...«, Erstarrtes wird wieder lebendig gemacht - und damit geschieht Liebendes. Öffnet man sich ihm, kann tiefe Freude, Hoffnung und Zuversicht aus dem Geben und Nehmen zwischen Mensch und Engel entstehen.

Wie finden wir von uns aus Anschluß an den Engel? Beispielsweise kann man öfters oder sogar regelmäßig danach suchen, wofür man im eigenen Leben dankbar sein kann. Natürlich ist es völlig menschlich und verständlich, wenn man gerade das gerne hätte, was man nicht bekommen hat, und vielleicht grollt man sogar über verpaßte Möglichkeiten. Damit verschließt man sich aber sozusagen in seinem niederen Ich. Eine wirklich empfundene Dankbarkeit gegenüber den kleinen (oder auch großen) Glücksmomenten im Leben schafft eine Öffnung für das Höhere Ich. Dadurch entsteht allmählich ein Verstehen, wie mich mein Engel führt und welche Absichten er für mein Leben hat. Auch können wir dem Engel Fragen stellen, Fragen, die uns ein Anliegen sind, die unser Leben betreffen. In unserer heutigen Zeit vermögen wir viele Zusammenhänge nicht mehr einzuschätzen und zu beurteilen, weil wir nicht in der Lage sind, die Situation zu überschauen. Auch dabei hilft uns der Engel und gibt uns Sicherheit, so daß wir in unserem Inneren eine Urteilsgrundlage bilden können.

Es kommt also darauf an, Fragen zu finden, sie dem Engel zu stellen und sie offen zu halten. Dann bedarf es einer besonderen Aufmerksamkeit für die Antworten. Vielleicht stellt sich eine Antwort gleich am

---

[4] Solche Berichte kann man beispielsweise lesen in Wladimir Lindenbergs Buch: Boten Gottes unter uns, München 1993.

nächsten Morgen beim Aufwachen ein, vielleicht im Laufe des Tages, vielleicht entsteht sie allmählich im Inneren. Vielleicht sind es konkrete Worte, vielleicht ist es eine langsam wachsende Sicherheit. Im Laufe der Zeit entwickelt man ein Gespür dafür, daß etwas aus dem eigenen Inneren kommt, aber dennoch nicht aus der Subjektivität, sondern aus einem anderen Innenraum. Es sind meist keine Antworten, die einem gut gefallen. Vielleicht verweisen sie auf das Naheliegende, das man zwar wußte, aber gerne anders gehabt hätte; vielleicht geben sie Impulse und Richtungen zum Handeln, vielleicht zeigen sie neue, aber kleine Schritte.

Begegnung*

Lichter als Licht
kann Erde werden
wenn sich berührt
das Du in dem Ich.

Die Situation des heutigen Menschen

Bei all den Verunsicherungen, Verwirrungen und Überforderungen unserer heutigen Zeit haben wir die spannende und aufregende Möglichkeit, in einem Ausmaß wie nie zuvor selbst schöpferisch zu sein. Eigentlich sind wir alle aufgefordert, Lebenskünstler zu werden.

Betrachtet man die Biographien der Menschen vor unserer Zeit, so waren die Lebensläufe durch Sitten, Normen, Moralvorstellungen und die entsprechende Angst um den guten Ruf geregelt. Gilden, Zünfte und später der soziale Stand gaben Verhaltensweisen und Möglichkeiten vor; die Rollen von Mann und Frau waren festgelegt. Davon sind wir heute frei. Wir können bisher unbekannte Lebensformen neu kreieren, uns in

---

* Entnommen: Mario Betti: Engel – Ihr Wesen und Wirken in der Gegenwart; Bad Liebenzell, Verein für Anthroposophisches Heilwesen e.V., 2. Aufl. 1996; Best.-Nr. 210.

Wahlverwandtschaften zusammenschließen, die Formen des Zusammenseins bestimmen und uns unabhängig von Rollen und Normen begegnen.

Es gibt kein »Richtig und Falsch«, kein von außen angeordnetes »Gut und Böse«, es gibt keine konkreten Handlungsanweisungen mehr. Sicherlich wird das immer noch und immer wieder von Institutionen, von einzelnen Persönlichkeiten und Lehrern versucht, aber wir nehmen es immer weniger an. Und es gilt nur noch das, was uns selbst und die anderen in der Entwicklung weiterbringt im Sinne folgender Ziele: Wahrheit im Denken, Liebe im Fühlen, Freiheit im Handeln.

Wie das im Alltäglichen konkret verwirklicht werden kann, und welche Formen man dafür findet, muß ständig neu errungen werden. Dazu ist nötig, daß man die äußeren Gegebenheiten und die daran beteiligten Menschen in möglichst vielseitiger und vorurteilsloser Weise wahrnimmt, sich selbst mit den eigenen Gefühlen, Gedanken und Impulsen erlebt und einbringt und dann eine innere Offenheit schafft. So können Lösungen aus der Situation selbst heraus entstehen.

Kunst - und insofern auch Lebenskunst - ist ein wechselseitiger Prozeß zwischen den geistigen Impulsen, die der Künstler in sich wahrnimmt, dem Material, das er gestalten möchte und seinen Fähigkeiten, beides miteinander zu verbinden. Was entsteht, ist jedesmal neu, und ein Stück geistige Schöpferkraft hat damit eine irdische Verwirklichung in einer bestimmten Form gefunden.

Überträgt man diesen Prozeß auf die menschliche Biographie, sind die Spuren unseres Lebens der Abdruck eines geistigen Impulses, und wir Menschen stehen zwischen den beiden Polen und gestalten dieses Leben mit unserem alltäglichen Selbst nach unseren besten Fähigkeiten. So wie der Künstler für sein Schaffen aber auch Techniken, Methoden, Übung und gutes Handwerkszeug braucht, gilt dies auch für unsere Lebensgestaltung. Der Weg der Biographiearbeit zeigt dafür eine Möglichkeit.

ALLGEMEINE GRUNDLAGEN DER BIOGRAPHIEARBEIT

Biographiearbeit ist ein Übungsweg, mit den bereits genannten - und auch noch weiteren - Inhalten umzugehen. Dies vollzieht sich in Form von Beratungsgesprächen, in Seminaren und Gruppen. Der Schwerpunkt kann mehr auf allgemeingültigen Themen liegen oder an den individuellen Anliegen der Klienten beziehungsweise Teilnehmer orientiert sein. Entsprechend gibt es dann unterschiedliche Herangehensweisen. Man kann auch nicht von einer festgelegten Methode sprechen, da die Vorgehensweise jeweils erst entwickelt wird nach den speziellen Fragen der Menschen sowie den Gegebenheiten des Ortes, der Einrichtung, den Möglichkeiten der Kursleiter und so weiter. Insofern können hier nur Aspekte und Bestandteile einer Methodik der Biographiearbeit dargestellt werden.

Die innere Haltung

Generell handelt es sich um eine Hilfe zur Selbst- und Welterkenntnis und zur Selbsterziehung. Zunächst geht es darum, eine Haltung des Fragens zu erlangen. Wirkliches Fragen bedeutet nicht, möglichst schnell eine Antwort und ein Ergebnis zu finden, sondern über einen längeren Zeitraum innere Offenheit - eine Öffnung - zu schaffen. Man lebt mit der Frage, man trägt, vielleicht auch erträgt sie. Das ist eine starke innere Aktivität, denn es bedeutet das bewußte Verzichten auf Sicherheiten, Gewohnheiten, auf Fertiges. Es ist sozusagen die bewußte innere Hinwendung an das höhere Selbst.

Auch vom Biographieberater, der Biographieberaterin oder Gruppenleiter wird diese innere Aktivität verlangt. Er »weiß« nicht das Ergebnis oder die Lösung der Fragen und Probleme des Klienten oder Teilnehmers. Er begleitet die Menschen auf einer Entdeckungsreise und muß genauso ein Suchender sein. Selbstverständlich sollte ein Biographieberater Wissen, Fähigkeiten und Methoden haben, sich mit bestimmten Themen immer neu auseinanderzusetzen (siehe dazu das Kapitel »Zum Beruf des Biographieberaters«), aber im Prozeß der Beratung muß er diese Kenntnisse bewußt loslassen, man könnte auch sagen opfern. Es geht darum, für jeden Klienten noch einmal Neues zu erschaffen, jedesmal die Situation in ihrer Eigenheit mit anderen Worten, Bildern und Ideen dem Klienten zu spiegeln. Nur so können wirklich lebendige und geistig inspirierte Sichtweisen und Lösungen gefunden werden.

Es zeigt sich auch, daß hinter einer anfänglich gestellten Frage weitere, immer genauere und den eigentlichen Kern betreffende Fragen stecken. Sie gilt es herauszuschälen.

Ein Mann kommt in die Beratung mit der Frage, wie er von einer Krankheit gesund werden kann. Bei einem genaueren Hinschauen entdeckt man aber gemeinsam, daß der Betreffende aus dieser Krankheit auch einen Gewinn zieht: Als Jugendlicher hatte er den Wunsch, einen künstlerischen Beruf zu lernen, wozu es aber dann nicht kam. Er landete in einer Bürotätigkeit, die ihm zwar finanzielle Sicherheit verschaffte, aber im Laufe der Jahre, auch bedingt durch eine Technisierung des Arbeitsplatzes, immer einseitiger und routinierter wurde. Seine künstlerischen Impulse hatte er schon lange aufgegeben, auch hatte er sich in seiner Freizeit kaum einen Ausgleich zu seinem Beruf geschaffen. Durch die ernsthafte Krankheit änderte sich seine Situation schlagartig: Nun hatte er Zeit für sich und wurde sogar angeregt, seinen kreativen Seiten nachzugehen. In einem Sanatorium erhielt er Kunsttherapie, die in ihm die zugedeckten Sehnsüchte seiner Jugendzeit wachrief. Seine eigentliche Frage richtete sich also darauf, wie er diese Impulse in seinem Leben einbringen könnte.

»... ich möchte Sie bitten, Geduld zu haben gegen alles Ungelöste in Ihrem Herzen und zu versuchen, die Fragen selbst liebzuhaben... Forschen Sie jetzt nicht nach den Antworten, die Ihnen nicht gegeben werden können, weil Sie sie nicht leben können. Und es handelt sich darum, alles zu leben. Leben Sie jetzt die Fragen. Vielleicht leben Sie dann allmählich, ohne es zu merken, eines fernen Tages in die Antworten hinein. ...

(Rainer Maria Rilke: »Briefe an einen jungen Dichter«)

Das Betrachten der Biographie als Übungsweg

Wenn man nicht in aktuellen Krisen steht und nur den eigenen Lebenslauf tiefer verstehen möchte, braucht man dazu die Biographiearbeit? Reichen Gespräche mit Freunden oder dem Ehepartner nicht genauso gut?

Selbstverständlich kann dies in einer Freundschaft oder Partnerschaft sehr bereichernd sein und vielleicht zu einem ganz neuen Verstehen führen. Begibt man sich aber unter eine fachliche Anleitung, so helfen Methoden und Strukturen zu Blickwinkeln und Erlebnissen, auf die man in privaten Beziehungen nicht unbedingt kommen würde.

In der Biographiearbeit ist die Art und Weise des Betrachtens ein Übungsweg. Es wird dabei angestrebt, daß man sich von der Vergangenheit distanziert, was aber nicht bedeutet, sie zu verleugnen. Man soll sich aus seinen »Erlebnissen herausschälen«, damit man nicht mehr derjenige ist, der man mit 9, 12 Jahren oder einem anderen Lebensalter gewesen war. Die Prägungen unserer Vergangenheit wirken immer unbewußt in uns weiter, solange wir uns ihnen nicht aktiv gegenüberstellen. Dazu ist es nötig, die vergangenen Erlebnisse genau und exakt zu schildern und zwar ohne dabei etwas zu bewerten, zu verurteilen oder zu interpretieren. Man soll sich gewissermaßen von außen anschauen. Ähnlich gehen wir vor, wenn wir beispielsweise ein Gemälde, das wir in seiner Aussage erfassen wollen, betrachten: zunächst müssen wir alle Details wie Farben und Formen ganz genau und sachlich wahrnehmen und das eigene Gefallen oder Mißfallen zurückhalten. Wenn wir das eine Zeitlang getan haben, offenbart das Bild die Botschaft, die in ihm liegt. Genauso verhält es sich mit den Lebensbildern: es geht darum, die darin liegenden Motive sehen zu lernen. Löst man die subjektive Verstricktheit mit der eigenen Biographie, bekommt man sie neu zurück und zwar so, daß man darin die gestalterischen Absichten des »biographischen Autors« - des höheren Selbstes - erkennen kann.

Bei dieser - künstlerischen - Betrachtungsweise ist es keinesfalls erforderlich, die Gefühle zu unterdrücken - im Gegenteil. Es ist nur nicht beabsichtigt, sie noch einmal ähnlich intensiv zu durchleben wie in der damaligen Situation (wobei das aber bei verdrängten oder traumatischen Kindheitserlebnissen nötig sein kann; siehe das Kapitel

»Angrenzende Berufe« ... Psychotherapie). Auch um ein Kunstwerk verstehen zu können, braucht man ein reiches und nuanciertes Gefühlsleben. Nun aber ist das Fühlen mehr als nur ein Selbsterleben, es wird zu einem Wahrnehmungsorgan. Man betätigt es wie ein inneres Tasten, mit dem man die Stimmungen erspürt. Um es in einem einfachen Vergleich auszudrücken: Wenn man das Bild einer Winterlandschaft betrachtet, geht es nicht darum, selbst zu frieren, sondern durch Beobachtung und wahrnehmendes Fühlen die Stille, In-sich-Gekehrtheit oder auch Bedrohlichkeit der Natur zu empfinden.

Geht man mit seinem Denken, Beobachten und Fühlen in der genannten Weise beim Betrachten der Biographie um, offenbaren sich die darin liegenden Zukunftsrichtungen als der im Menschen unbewußt wirkende Wille. Man beginnt das Urbild des jeweiligen Menschen zu erahnen, das wie eine keimhafte Möglichkeit in ihm liegt.

Die innere Haltung, der Umgang mit Denken, Fühlen und Wollen - das alles betrifft sowohl die Gruppen- als auch die Einzelarbeit. Selbstverständlich geht es nur darum, sich in diese Richtung zu bemühen, denn ein perfektes »Können« läßt sich hier niemals voraussetzen.

Wer seines Lebens viele Widersinne
versöhnt und dankbar in ein Sinnbild faßt,
der drängt
die Lärmenden aus dem Palast,
wird anders festlich, und du bist der Gast,
den er an sanften Abenden empfängt.

Du bist der Zweite seiner Einsamkeit,
die ruhige Mitte seinen Monologen;
und jeder Kreis, um dich gezogen,
spannt ihm den Zirkel aus der Zeit.

(Rainer Maria Rilke »Vom mönchischen Leben«)

Gruppenarbeit

Wie bereits erwähnt, wird für die Gruppenarbeit meist ein bestimmtes Thema festgelegt und diese kann somit auch als Erwachsenenbildung betrachtet werden. Die Themen können die Jahrsiebte sein, die Lebensmitte oder Wechseljahre, das Böse in der Biographie, Begegnungen, Berufsentwicklung und vieles mehr. Es kann auch ein ganz anderes Anliegen im Vordergrund stehen, wie etwa eine Unternehmensberatung oder die Gründung einer Einrichtung, und die biographischen Aspekte bringen dann ergänzende Gesichtspunkte.

Die Struktur eines Seminars kann so sein, daß man die Chronologie eines Lebens - den Längsschnitt - in den Mittelpunkt stellt, zum Beispiel bei der Behandlung der Jahrsiebte. Es kann aber auch etwas an einem Thema - sozusagen wie ein Querschnitt - dargestellt werden. Beispielsweise kann das Thema »Begegnungen« lauten: Welche Menschen haben im Laufe meines Lebens eine Rolle gespielt? Wie haben sie mich beeinflußt? Wie wirkt der eine oder andere heute noch in mir weiter? Was ist überhaupt »Begegnung«, was ist »sich kennen«? Wie wirkt Sympathie, wie Antipathie zwischen Menschen? Wie läßt sich ein menschliches Miteinander gezielt gestalten?

Solche Seminare sind immer gestaltet im Wechsel zwischen persönlicher Erfahrung und allgemeinen Darstellungen - meist in Vorträgen -, zwischen eigenem Erzählen und Zuhören, zwischen Wissens- (Erkenntnis-)Vermittlung und künstlerischen Übungen und so weiter. Aktuelle Fragen der Teilnehmer sind die Ausgangslage für die Beschäftigung mit der Vergangenheit. Die betreffenden Gesichtspunkte aus dem eigenen Leben können natürlich nur punktuell beachtet werden. Bemüht man sich aber um die oben geschilderte Herangehensweise, wirken sie wie ein Fenster, durch das man sozusagen eine viel größere Landschaft erblicken kann: Wesentliches und Charakteristisches eröffnet sich. Hinführen soll die Arbeit auf die Gestaltung der Zukunft: Was könnte ich aus meiner Vergangenheit lernen? Gibt es eigene Verhaltensweisen, die bislang wie automatisiert abliefen, die ich jetzt aber selbst gestalten möchte? Möchte ich etwas in meinem Leben ändern und falls ja, was ist das und wie kann ich es angehn?

Solche Seminare, über einige Tage oder auch eine Woche, sind zunächst eine einmalige Anregung. Sie fordern Erkenntnis. Eine langfristige Lebensveränderung - falls man sie möchte - muß dann von jedem einzelnen ergriffen und durchgetragen werden, oder man sucht zur weiterführenden Unterstützung eine Einzelberatung auf. Gleichzeitig kann aber ein solches Seminar für jeden Teilnehmer, je nach seiner Ausgangslage, ein bedeutsames und tiefgehendes Erlebnis sein. Bei der Durchführung solcher Seminare habe ich in den letzten Jahren immer wieder erfahren, daß in den Menschen eine große Sehnsucht nach der menschlichen Begegnung lebt, wie sie durch derartige Formen ermöglicht wird. Durch die äußere Struktur wird ein Schutz gegeben, sich nicht in Gefühlen zu verlieren oder sie zu übersteigern, weil man immer wieder auf ein Überpersönliches oder auf die Anteilnahme am anderen zurückgeführt wird. Es ist eine große Lebenshilfe, mitzuerleben wie ein *anderer* mit seinem Leben umgeht, wie er mit seinen Tiefen ringt und wie alle ihre Schwierigkeiten zu tragen haben. Durch das Erwecken dieses Interesses kann man Abstand und Akzeptanz gegenüber der eigenen Situation gewinnen. Ein Allgemein-Menschliches leuchtet auf, das zwischen den Teilnehmern Nähe und Verbindung schafft. In unserer Zeit der Vereinzelung und Einsamkeit entstehen hier Ansätze, wie und auf welche Weise man zu einer bewußt gestalteten Gemeinsamkeit finden kann.

Die biographische Einzelberatung

In der Einzelberatung richtet sich die Struktur und Herangehensweise nach dem Anliegen des jeweiligen Klienten. Wie weitgehend und tiefgreifend er sich mit seinem Leben auseinandersetzen will, muß am Anfang der Beratung geklärt und auch immer wieder neu betrachtet und vom Berater abgespürt werden. Grundsätzlich kann man den Prozeß in drei Stufen unterteilen, die in der Praxis dann aber fließende Übergänge haben und auch von jedem Biographieberater verschieden gehandhabt werden.

<u>1 – Sich selbst gegenüberstellen</u>

Am Anfang steht immer eine Bestandsaufnahme der Gegenwart. Wo steht der betreffende Mensch in seinem Leben? Welche Fragen hat er? Was möchte er mit der Beratung erreichen? Was sind seine Stützen, was seine Belastungen? Der Berater muß sich die Frage stellen - zunächst alleine und dann im gemeinsamen Gespräch mit dem Klienten - ob für diesen betreffenden Menschen eine Lebensberatung angemessen ist. Unter Umständen kann gleich weiterverwiesen werden zu einem Arzt, Kunsttherapeuten, Priester, Psychotherapeuten, Sozialarbeiter, Eheberater (siehe Kapitel »Angrenzende Berufe«), oder es zeigt sich eine Zusammenarbeit mit einem von ihnen als sinnvoll.

Läßt man sich auf dieses erste Gespräch weiterhin ein, entsteht durch Beschreiben und Nachfragen allmählich ein Bild von der gegenwärtigen Situation des Klienten. Wie ist das Verhältnis zu sich selbst, zum eigenen Leib, zu den Mitmenschen, zur Arbeit und zur Muße, zum Geistigen? Ist das Verhältnis, wie er einerseits sich selbst und andererseits die anderen achtet und beachtet, ausgeglichen? Hat der Betreffende einerseits Ideale und Ziele und andererseits Beziehung zur Realität und Freude an Irdischem? Gibt es in der Vergangenheit schwerwiegende Versäumnisse oder Unerledigtes, das noch bis in die Gegenwart wirkt? Man geht sozusagen gemeinsam um die Situation herum und betrachtet sie aus allen Winkeln und verschiedenen Sichtweisen. Wenn man als Berater den Klienten auffordert, seine Lage anhand ganz konkreter Beispiele zu schildern, können beide erleben, an welchen Stellen Einseitigkeiten oder Verfestigungen entstanden sind.

Die Aufgabe des Beraters ist es, ein Bild - gewissermaßen ein Gemälde - von der Situation zu zeichnen und dieses dem Klienten zu schildern. Es kann vielleicht auch angebracht sein, dem Klienten zu spiegeln, wie er seine Situation darstellt. Oft ist der Inhalt einer Aussage mit der Art und Weise des Berichtens parallel, vielleicht auch - scheinbar - entgegengesetzt: welche Worte benutzt die betreffende Person, redet sie von sich als »ich« oder als »man«, wie ist die Gedankenführung, wie die Gestik, die Körperhaltung, die Stimme, der Gesichtsausdruck und so fort.

Dazu gehört auch ein erstes - vorsichtig tastendes - Aufzeigen dessen, wohin die Gegenwart zeigt, welche nächsten Schritte angebracht sein könnten. Dabei ist es unverzichtbar, daß diese Spiegelungen des Beraters lediglich Angebote für den Klienten sind, er selbst muß entscheiden, ob er sie für passend hält, verstehen kann, annehmen will.

Vielleicht ist es für den Klienten schon ausreichend, sich selbst und seine Situation einmal anders betrachtet zu haben und einige Anregungen für die Zukunft mitzunehmen. Bestimmte Zusammenhänge kann er neu sehen und annehmen, etwas hat sich zurechtgerückt. Für solch eine Selbstbegegnung kann ein Gespräch, vielleicht auch zwei oder drei weitere, schon genügen.

2 - Dem höheren Selbst begegnen wollen

Nach einem ersten Gespräch zeigt sich, ob der Klient verstehen möchte, in welchem Zusammenhang seine Gegenwart mit seinem ganzen Leben und seiner Individualität zu sehen ist: Wie entstand meine jetzige Situation - meine Probleme und Schwierigkeiten - aus meiner Vergangenheit? Wohin möchte mich das wohl führen? Was ist mein Urbild?

Diese tiefergehenden Gespräche sind wie ein Schwingen von der Gegenwart in die Vergangenheit, dann wieder zurück in die Gegenwart zum Finden eines urteilenden Standpunktes und von dort zu zukünftigen Möglichkeiten und Zielen. Es ist eine Bewegung wie bei der Acht, eine Lemniskate. Wie kann mit der Vergangenheit gearbeitet werden? Man kann dabei chronologisch vorgehen und sich an den charakteristischen Entwicklungsschwerpunkten der Jahrsiebte orientieren: Wie waren die Sinneseindrücke in den ersten sieben Jahren (besser: im Alter von fünf Jahren)? Welche Rhythmen, Ordnungen gab es im zweiten Jahrsiebt? Welche Ideale, Neigungen hatte man im dritten Jahrsiebt? Die Frage für die Gegenwart ist dann: Welche Prägungen aus diesen Abschnitten leben heute noch in mir und auf welche Weise? Wie will ich mich zukünftig dazu stellen?

Diese Vorgehensweise bringt einen geordneten Überblick, etwas wie eine Auswertung des Lebens. Das Bedürfnis danach habe ich in meiner Praxis häufiger bei Menschen im Alter über Sechzig erlebt. Wenn jemand von seinen Krisen gefordert wird, möchte er da ansetzen, »wo der Schuh drückt«, seien es berufliche Fragen, Beziehungsprobleme mit dem Partner, den Kindern oder anderen, Fragen der Lebensführung, der Gesundheit und ähnliches. Von dieser aktuellen Frage aus kann dann die Biographie aufgefächert werden: Kam dieses Thema oder dieses Problem schon häufiger in der Biographie vor? Wie hat es sich damals gezeigt? Welche Gefühle, Gedanken, Reaktionen hatte man? Wozu fordert es heraus, was ermöglicht es? Gibt es Wünschenswertes, das daraus hervorgeht? In welchem Zusammenhang steht es mit den Entwicklungen oder Versäumnissen in den ersten drei Jahrsiebten? Diese Fragen deuten nur Richtungen an; in der speziellen Situation formt sich ein Gespräch ganz individuell aus.

Hilfreich kann bei einer längerfristigen Arbeit sein, den Lebensweg graphisch darzustellen, dabei nach Wiederholungen, Verwandlung von Motiven, nach der äußeren Biographie (äußere Ereignisse) und der inneren Biographie (innere Entwicklungen) zu suchen. Auch andere künstlerische und kreative Mittel wie Malen und Plastizieren können eingesetzt werden.

Entscheidend bei der Beschäftigung mit der Vergangenheit ist der Blick auf die Zukunft: Wie kann ich zu dem werden, der ich werden möchte? Dazu gehört die innere Haltung - die durch Gespräche und Übungen entstehen wird -, daß einem die Vergangenheit nicht widerfahren ist, sondern daß man sie »gewollt« hat. Gleichzeitig muß man darauf achten, auch die Gegenwart nicht passiv hinzunehmen, sondern Möglichkeiten zu finden, wie man sie aktiv gestalten kann.

3 - Sich ändern wollen

Einerseits ist der Wille zu einer Veränderung schon dadurch vorhanden, daß jemand ein Beratungsgespräch aufsucht und dafür einen bestimmten Betrag zu zahlen bereit ist. Insofern wird der Berater Anregungen oder Übungen zur Selbsterziehung schon in der ersten und zweiten Stufe einbringen. Andererseits kann es lange dauern, sowohl in der Beratung als auch im wirklichen Leben, bis man so deutlich »bei sich selbst angekommen ist«, daß man wirklich mit sich umgehen will (siehe »Phasen der Wandlung«). Es ist einfach menschlich, daß man zunächst die Ursache der eigenen Probleme oder Schmerzen in der Umwelt und in den anderen Menschen sieht, auch dann noch, wenn man vom Verstand her weiß, daß es anders ist.[5] Wer kennt es nicht - dieses »Wenn doch mein Partner, mein Kind, mein Arbeitskollege, die Umstände anders wären, dann wäre die Sache viel einfacher ...«? Es kann ein bestimmter Zeitpunkt im eigenen Leben sein - manchmal in der Lebensmitte - , es kann aber auch ein langer Prozeß sein, bei dem man in immer tiefer liegende Schichten vordringt, bis man zu dem Erlebnis der

---

[5] Rudolf Steiner: Soziale und antisoziale Triebe, 7. Vortrag, Bern 12. 12. 1918, R. Steiner Verlag Dornach, ^{9}1990.

Freiheit durchgestoßen ist: »Ich habe an einem Punkt in der Welt die Möglichkeit, wirklich etwas so zu verändern, wie ich es möchte. Und das bin ich selbst.« Man durchläuft eine desillusionierende Enge, wenn man merkt, daß man mit allen guten Absichten, die Welt zu ändern, machtlos ist und oft sogar das Gegenteil bewirkt. Man kann am besten bei sich selbst erleben, welche Widerstände es hervorruft, wenn man von anderen zu einem »Besseren« verändert werden soll. Es ist aber wie eine befreiende Neugeburt - im Prinzip durchläuft man diese Neugeburten dann ständig - , wenn man erlebt, daß man für sich und seine Erlebnisse verantwortlich ist und dadurch ganz real Neues bewirken kann. Im Gespräch mit dem Berater kristallisiert sich heraus, was nun weiterhin angebracht sein könnte: welche Wahrnehmungsübungen, Veränderungen von Gewohnheiten, Stärkung bestimmter Eigenschaften und ähnliches (siehe »Aspekte zum Übungsweg«). Wie man mit diesen Übungen umgeht, was man dabei erlebt, was einfach nicht gelingen will, wie andere reagieren, das alles gehört dann auch in das Beratungsgespräch.

Es sei an dieser Stelle noch erwähnt, daß auch die Einzelgespräche enorme Wirkungen im Sozialen haben. Da wir uns immer weniger zu Hause fühlen und uns verstehen in vorgegebenen Gemeinschaften wie Familie, Volkszugehörigkeit, Verbundenheit durch einen Beruf, eine Religion, sind neue Formen von Gruppen nötig, in denen jeder sich in seiner ganzen Individualität einbringen kann. Das Verbindende sind dann die gemeinsamen Ziele und die Verabredungen, die man zur Erreichung dieser Ziele trifft. Das läßt sich in Kürze aussprechen, aber eigentlich ist die ganze Lebenszeit dafür da, allmählich herauszufinden, was man will und welche Ziele man hat. Auch bei den Verabredungen braucht es enorme Wachheit, Selbstwahrnehmung und Wahrnehmung der anderen, um immer wieder zu überprüfen, ob man die getroffenen Vereinbarungen - noch - vertreten kann, den anderen auch richtig verstanden hat und vieles mehr[6]. Neue Gemeinschaftsformen erfordern, daß jeder zu seiner Individualität erwacht ist, den anderen dadurch in seinem Wesen wahrnehmen kann, und daß man Phantasie und Wandlungsfähigkeit besitzt. Das alles kann in Beratungsgesprächen erübt werden.

---

[6] Jörgen Smit: Soziales Üben, 2. Aufl. Dornach, Verlag am Goetheanum 1991

Wandlungsstufen

Es sei - teilweise zusammenfassend, teilweise unter anderen Aspekten - dargestellt, in welchen Schritten sich eine Wandlung vollziehen kann.

Wandlung bedeutet nicht, daß etwas verschwindet oder unterdrückt wird, sondern daß es in einer anderen Form wiederkehrt. Betrachtet man Krankheit im weitesten Sinne als den richtigen Impuls zur falschen Zeit am falschen Ort, bedeutet Heilung - auch wieder ganz umfassend gedacht - die Impulse in einen sinnvollen und für die jetzigen Gegebenheiten konstruktiven Zusammenhang zu bringen.

Die vier Wandlungsstufen sind etwas Grundlegendes, können also durch Biographiearbeit, Selbsterziehung, Therapie, aber auch auf andere Weise angeregt werden. Sie können durch Übungen unterstützt, aber letztlich nicht allein, aus eigener Kraft erreicht werden, denn sie bereiten den Menschen vor für Wirkungen aus dem Geistbereich. Das Urbild dieser Stufen findet sich im Kultus mit Verkündigung, Opferung, Wandlung, Kommunion. Hier werden aber durch den Umgang mit den Sakramenten Kräfte vermittelt, denen man im alltäglichen Leben nicht begegnet.

Als erstes ist eine Bestandsaufnahme der Gegenwart angesagt. Bevor man etwas verändern möchte, muß man erst einmal das Fundament anschauen, von dem man ausgehen muß. Wie ist jetzt meine Situation? Wie stehe ich darinnen - wie fühle, denke, handle ich? Was bewirke ich? Durch Selbstwahrnehmung kommt man zu einem Bild der Wirklichkeit. Unterstützen kann man das mit einer täglichen Rückschau, in der man den Tageslauf wie von außen und in umgekehrter Reihenfolge betrachtet. Wahrnehmungsübungen an der Natur[7] schulen dabei die Exaktheit und helfen, das Beobachtete nicht mit Sympathien oder Antipathien zu vermischen oder zu filtern. Da wir aber alle, trotz größten Bemühens, bei der Selbstwahrnehmung blinde Flecken haben, sind wir hier auf die Hilfe unserer Mitmenschen angewiesen. »Wie erlebst Du mich in dieser oder jener Angelegenheit?« kann eine Frage an Freunde, den Partner - auch an den Berater - sein. Nach der Bestandsaufnahme entsteht ein gewisses Urteil und zwar aus dem sachlichen Betrachten heraus, ob

[7] Rudolf Steiner: Praktische Ausbildung des Denkens, GA 108

man Bestimmtes wie gewohnt beibehalten oder verändern möchte. Hier kann zunächst ein fühlendes Ahnen auftauchen und sich dann bis zur Gewißheit verdichten.

Als nächster Schritt entsteht der Wille zu Neuem und das dazu notwendige Loslassen des Alten. Das kann eine kleine, alltägliche Gewohnheit sein, beispielsweise nicht immer das letzte Wort haben zu müssen. Eine Veränderung kann aber auch zu einer Krise (crisis=Entscheidung) führen, die mich weitgehender vor Fragen stellt. »Was sind meine Ideale und Ziele? Wo möchte ich eigentlich hin?« Das sind Fragen nach der inneren Kompaßrichtung, denn das Ergebnis kennt man nicht. Man läßt etwas Vertrautes los, opfert es zugunsten einer Weiterentwicklung - und geht durch den Nullpunkt. Das trifft auch auf die kleinen Veränderungen zu, denn gerade durch sie halten wir unsere Persönlichkeit - unser alltägliches Selbst - fest. Im Gegensatz zu einem Training, dem Anpassen an bestimmte Bedingungen, richtet man sich bei der Wandlung auf ein überpersönliches Ziel.

Das Opfern und Loslassen können wir auch an den alltäglichen kleinen Dingen lernen: Wo könnte ich Gewohnheiten oder Redensarten weglassen? Wann kann ich darauf verzichten, etwas zu wissen oder zu kennen und es stattdessen wieder als Frage in mir tragen? Wenn ich eine bestimmte Sichtweise habe - wie könnte ich das Ganze völlig anders denken?

In dem Freiraum, der durch diesen bewußt aufgesuchten Nullpunkt entstanden ist, kann das Neue entstehen. Vielleicht ist es ein plötzlicher Einschlag - man hat endlich einen rettenden Gedanken für ein Problem. Vielleicht wächst es auch allmählich - man kann mit einem Menschen immer besser auskommen, fühlt sich immer weniger bedrückt durch eine bestimmte Sache. Das Verwandelte läßt sich nicht festhalten, vielleicht verschwindet es kurz, aber es taucht wieder auf. Es ist ein Geschenk, man kann es auch Gnade nennen: die geistige Welt greift unser Bemühen auf. Das Neue kommt, wir können es nicht selbst herbeiholen. Aber wir können lernen, uns dafür zu öffnen und es wahrzunehmen.

Beispielsweise kann man neue Gewohnheiten einführen: am Morgen ein Gedicht lesen, jeden Tag mindestens einem Menschen eine Frage stellen, bewußt darauf achten, was sich an Menschen oder an der Umgebung verändert hat, man kann seine Schrift ändern[8]. Wenn man bestimmte Einseitigkeiten hat, könnte man eine Zeitlang das Gegensätzliche davon verstärken: statt immer fünf Bücher gleichzeitig und nur teilweise zu lesen, eines allein und ganz bis zum Ende. Wenn man gewohnt ist, sich immer nur vertiefend um eine einzige Sache zu bemühen, kann man sich eine Weile bewußt für vielerlei interessieren.

Hat man eine andere Sichtweise und Einstellung gefunden, *verbindet sich das Neue wiederum mit der Gemeinschaft.* Im Unterschied zur Anpassung an äußere Umstände gibt man bei einer inneren Verwandlung der Umwelt auch die Chance, sich mitzuentwickeln. Lasse ich beispielsweise meine Erwartung los, daß mein Kind unbedingt bestimmte Leistungen in der Schule erreichen muß, wirkt dies auf das Kind befreiend, und vielleicht lernt es dann wirklich mit Freude. Versuche ich nicht mehr, meinen Ehemann von spirituellen Erkenntnissen zu überzeugen, sondern vielleicht selbst intensiver gedanklich daran zu arbeiten, mag es sein, daß er von sich aus Interesse zeigt. Sehe ich jemand in seinen positiven Seiten, ermögliche ich es ihm, diese auszudrücken. Komme ich meinem geistigen Wesenskern näher, gebe ich anderen den Raum, das gleiche bei sich zu tun.

Man darf vielleicht sagen, daß durch eine Verwandlung - und sei sie scheinbar noch so klein - die eigentliche Aufgabe des Menschseins erfüllt wird: Irdisches mit Geistigem zu verbinden.

Weine aus die entfesselte Schwere der Angst
zwei Schmetterlinge halten das Gewicht der Welten für dich
und ich lege deine Träne in dieses Wort:
Deine Angst ist ins Leuchten geraten.

(Nelly Sachs)

---

[8] Rudolf Steiner: Nervosität und Ichheit. München, 11. Jan. 1912; in GA 143 und als Sonderdruck

ASPEKTE ZUM ÜBUNGSWEG

Es kann heilsam wirken, den Lebensweg zu betrachten und zu akzeptieren, aber wirkliche Veränderungen können langfristig nur durch kleine und konsequente Übungen entstehen. Haben wir genügend Abstand zu unserer Lebensgeschichte gewonnen, können wir immer mehr aus freien Entscheidungen handeln. Die Ursachen größter Lebensereignisse liegen aber häufig in kleinsten Gewohnheiten, und deshalb sollte man dort beginnen.

Ein Übungsweg ist allerdings nicht vorwiegend ein Weg aus der Krise, sondern ein liebevoller Umgang mit sich selbst und damit letztlich eine Liebe zum Geistigen in sich. Genauso wie eine körperliche Krankheit manchmal in einem begrenzten Zeitraum geheilt werden kann, muß dennoch die Behebung ihrer Ursachen zur lebenslänglichen Gewohnheit werden. So wie man den Körper gesund und beweglich erhält, verlangt es auch unsere Seele. Es geht an dieser Stelle aber nicht um Meditationen zum gezielten Öffnen und Schulen höherer Organe zur übersinnlichen Erkenntnis, sondern um Selbsterziehung wie sie heute zur alltäglichen Lebensbewältigung immer mehr notwendig wird.

Grundlage ist dabei die Erziehung von Denken, Fühlen und Wollen: Wie kann das Denken wirklichkeitsgemäß, wahr werden, ungetrübt von Vorstellungen, Emotionen oder Willensimpulsen? Wie kann das Fühlen liebevoll werden, getragen von warmem Interesse, nicht verfärbt von Antipathien oder Sympathien? Wie können die Handlungen aus freien Entscheidungen entstehen und nicht aus bloßem Reagieren, aus innerer Nötigung oder äußerlicher Willkür? Die von Rudolf Steiner empfohlenen sechs Nebenübungen[9] sind gewissermaßen eine Basis für die Selbsterziehung; in anderen Schriften[10] sind weitere Möglichkeiten beschrieben.

Für einen Biographieberater ist es Voraussetzung, daß er selbst ein Übender ist und von daher die grundlegenden Prozesse, Widerstände und Auswirkungen sowie das eigene Gestalten eines Übungsweges

---

[9] Rudolf Steiner: Die Geheimwissenschaft im Umriß, GA 13

[10] Rudolf Steiner: Nervosität und Ichheit, GA 143, Praktische Ausbildung des Denkens, GA 108
Wie erlangt man Erkenntnisse der höheren Welten?, GA 10

kennt. Wenn das der Fall ist, steht es in seiner eigenen Verantwortung und Intuition, welche Übungen er empfiehlt, für eine jeweilige Situation umändert oder ganz neu entwickelt. Für den Übenden ist es nicht so wesentlich, womit er beginnt, sondern aus dem Tun heraus zeigt und korrigiert sich dann der weitere Weg. Deshalb seien hier nur einige grundsätzliche Bemerkungen zum Übungsweg genannt, die in jedem Fall ergänzungsbedürftig sind:

- Bevor etwas Neues entwickelt und geübt werden kann, sollte man im Alltag genau wahrnehmen und erkennen, wie bestimmte Situationen immer wieder entstehen, wie man sich selbst dabei verhält und wie sie sich daraufhin auswirken. Hier ist die Hilfe eines Außenstehenden sehr nützlich, da er viel besser die eigenen Schwächen sieht als man selbst. Hat man ein Bild von der Situation gewonnen, kann man eine Übung gezielter aussuchen.

- Grundsätzlich kann und soll in der Biographie beziehungsweise beim eigenen Verhalten nichts weggewischt oder unterdrückt werden. *Zu starke Einseitigkeiten können durch gegensätzliche Eigenschaften ergänzt werden, dadurch entsteht ein Gleichgewicht.* Bin ich aufbrausend und reagiere zu schnell, hat es wenig Sinn, wenn ich nun versuche, ständig langsamer zu sein oder meine Gefühle zu unterdrükken. Wenn ich aber vielleicht jeden Tag eine Pflanze pflege und dabei ihr Wachstum studiere, entwickle ich Geduld und Sinn für langsame und organische Veränderungen.

- Angestrebt ist, daß man sich, ausgehend von einer ich-haften Entscheidung, *aktiv zu seiner Situation stellt* und sich nicht ausgeliefert fühlt. Wenn mich, anscheinend ohne mein Zutun, eine äußere Situation ereilt: warum und wofür könnte ich sie dennoch selbst gewollt haben? *Wenn mich von Innen her bestimmte Gefühle und Gedanken überfallen und mich zu Handlungen hinreißen: Wie kann ich diese Handlungen in einem von mir bestimmten Rahmen, in dem sie nicht destruktiv wirken und auch zeitlich begrenzt sind, aufgrund einer eigenen Entscheidung aktiv und willentlich ausführen?*

- Es hat keinen Sinn, in einer unmittelbaren Konfliktsituation neue Verhaltensweisen zu erüben, die mir innerlich noch gar nicht entsprechen: Wenn ich meinem Partner interessierte Fragen stelle, innerlich aber unbeteiligt bin, wirkt das nur verwirrend. *Übungen soll man zusätzlich machen, d. h. sie finden in einer ausgegrenzten Zeit statt und sind für diesen Moment absichtslos.* Haben sie dann nach einer gewissen Zeit das eigene Wesen von innen her verändert, fließt ihre Wirkung unmittelbar ein in das soziale Umfeld.

- Empfehlenswert ist eine *Abfolge von innen nach außen.* Beispielsweise kann man damit beginnen, etwas neu wahrzunehmen, sich vorzustellen oder zu denken und erst dann etwas Neues zu tun. Beziehen sich Übungen auf das soziale Miteinander, sollte man sich auch erst um eine Veränderung der inneren Haltung und Wahrnehmung bemühen. Dadurch ergibt sich ein neues äußeres Verhalten dann meist von ganz alleine. Wenn ich Schwierigkeiten habe, für mich selbst etwas zu beanspruchen, kann es sinnvoll sein, erst einmal ein Gefühl dafür zu entwickeln, was ich gerne hätte und was mir gefallen würde. Vielleicht ist dann als nächstes angesagt, daß ich mir selbst erlaube, diese Dinge zu verwirklichen. Erst danach kann es angebracht sein, das auch anderen gegenüber als Wunsch oder gar als Forderung zu äußern.
- Man sollte mit *einer, höchstens mit zwei kleinen Übungen* beginnen. Entscheidend ist dabei, daß man sie für einen festgelegten Zeitraum wirklich ausführt. Sinnvoll sind vier Wochen, weil nach dieser Zeit eine Neuerung erst richtig »angekommen ist« und wirkt. Dann kann man eine andere Übung wählen und die erste zu einem späteren Zeitpunkt wieder aufgreifen.
- Langfristig sollten Übungen Freude machen. Sicherlich kostet es immer wieder Überwindung, denn begibt man sich auf diesen Weg, begegnet man auch seinen weniger erfreulichen Seiten. Aber auf Dauer sind solche Übungen bereichernd und klärend. Man habe also Spaß und Kreativität im Experimentieren, Ausprobieren und Erfinden von Übungen!
- In jedem Fall ist *das aktive Umgehen mit Kunst, Religion und anthroposophischer Geisteswissenschaft* auch ein Übungsweg. Da diese Bereiche vermitteln zwischen der geistigen und der sinnlich faßbaren Welt im Gestalten der Materie, im gefühlsmäßigen Erleben und im Durchdenken von geistigen Gesetzen, können uns aus ihnen aufbauende und schöpferische Kräfte zufließen.

Es sei an dieser Stelle noch erwähnt, daß die Anregungen zur Betrachtung des eigenen Lebenslaufes in den Karmavorträgen Rudolf Steiners geschildert sind. Welche Fragen man dabei stellt, wie man die Gegenwart anschaut, worauf es in der Biographie ankommt - man findet vielerlei Hinweise. Immer ist aber die Rede davon, daß die gegenwärtige Situation genau wahrgenommen und gerade in ihren unangenehmen Seiten auch angenommen werden muß, bevor man an karmische Erkenntnisse über frühere Inkarnationen überhaupt herankommen kann.

Als Anregung möchte ich abschließend in diesem Zusammenhang die Frage stellen: Muß heute ein persönlicher Schulungsweg nicht unbedingt mit einem sozialen verbunden sein? Brauchen wir nicht eine neue Kultur des Miteinanderumgehens, die einerseits beim einzelnen eine Selbsterziehung voraussetzt, andererseits aber im Sozialen sowohl ihren Ausgangspunkt als auch ihr Wirkungsfeld hat? Unter »sozialem Schulungsweg« ist das gezielte und geplante Üben gemeinsam mit anderen gemeint und zwar mit solchen Menschen, die daran das gleiche Interesse haben und sich auf bestimmte Vereinbarungen diesbezüglich einlassen. Selbstverständlich ist das auch möglich - und sogar sehr fruchtbar - mit dem Partner, mit Freunden oder Arbeitskollegen, wenn man dabei ausschließt, daß sich bei den Rückmeldungen persönliche Interessen hineinmischen. Es müßten dafür bestimmte Zeiten, Regeln, gegebenenfalls auch Rituale vereinbart werden zu Themen wie: In welcher Weise redet man über sich, die eigenen Gefühle und Erlebnisse? Wie hört man sich zu? Wie und welche Fragen stellt man? Wie kann man sich gegenseitig spiegeln? Wodurch kann man sich gegenseitig stützen und fördern? Solche »Selbsthilfegruppen zur Selbsterziehung« können einerseits einen Schutz und überhaupt Ansatzpunkte für den eigenen Entwicklungsweg geben. Woher weiß ich denn von meinen Einseitigkeiten und Wirkungen? Woher weiß ich, daß ich »in die richtige Richtung übe«? Wo ich selber stehe, das kann ich meist erst erleben, wenn ich bei anderen anstoße, denn »blinde Flecken« können nur durch den Spiegel der Umwelt deutlich werden. Und andererseits möchte man über Veränderungen gerne auch ein deutliches Echo von den anderen bekommen. Wichtig ist, daß in solchen Zusammenhängen gemeinsame, deutliche Vereinbarungen über die Kommunikation getroffen werden, denn diese sind nötig, um sich vor gegenseitigen Verletzungen zu schützen.[11]

[11] Lukas Moeller: Die Wahrheit beginnt zu zweit, Reinbek, Rowohlt Tb. 1992

ZUM BERUF DES BIOGRAPHIEBERATERS, DER BIOGRAPHIEBERATERIN

Biographiearbeit als Beruf gibt es erst seit einigen Jahren und daher diskutieren die zuständigen Persönlichkeiten und Ausbildungsstätten über Voraussetzungen, Weiterbildung, Entwicklungen und den gesamten Umfang des Berufsbildes. Oft wird Biographieberatung im Zusammenhang mit einem grundständigen Beruf ausgeübt wie Pädagoge, Erziehungsberater, Kunsttherapeut, Arzt, Heilpraktiker, Sozialarbeiter, Psychotherapeut. Manche Kollegen sind ausschließlich als Biographieberater tätig, was schwierig ist, falls man den gesamten Lebensunterhalt damit verdienen möchte.

Derzeit gibt es eine Schulung zum Biographieberater nur auf dem Wege der Weiterbildung, was bedeutet, daß eine abgeschlossene Berufsausbildung in einem therapeutischen oder sozialen Beruf Voraussetzung ist. (Anfragen zu Weiterbildungen bitte an: Centre for Social Development, Old Plaw Hatch House, Sharpthorne, West Sussex, RH 19 4 JL, England. Oder: Verein für Biographiearbeit, Im Lee 40, CH - 4144 Arlesheim, Schweiz).

In den Fortbildungsseminaren werden Inhalte vermittelt zum Beispiel über die Jahrsiebte, Gesprächsführung, Gruppenleitung, Methodik der Biographieberatung, Planetenwirksamkeit, Einfluß geistiger Wesen auf die Biographie, das männliche und weibliche Prinzip in der Biographie. Die Themen werden durch Arbeit an der eigenen Biographie und durch künstlerische Übungen vertieft. Diese Weiterbildung ist nötig, es stellt sich aber die Frage - zumal nicht jeder, der heute auf diesem Feld arbeitet, eine solche Fortbildung absolviert hat - welche Voraussetzungen für diesen Beruf erwünscht sind. Deshalb folgt hier eine Auswahl der Kriterien zum Berufsbild des Biographieberaters:

- Er sollte altersgemäß und auch bezüglich der inneren Erfahrungen die Lebensmitte überschritten haben.
- Grundlegende Kenntnisse, zum Beispiel in der Anthroposophie und Menschenkunde, sollten in einer Berufsausbildung erworben sein und auch Erfahrung in diesem Beruf sollten mitgebracht werden.
- In der Biographiearbeit ist man intensiv mit Fragen der heutigen Zeit konfrontiert. Man muß daher ein echter Zeitgenosse sein und sollte

selbst eine »moderne« Biographie haben. Was kann das bedeuten? Es heißt jedenfalls nicht, daß man aus der Position des Überlegenen dem anderen Hinweise für seinen Lebensweg gibt. Vielmehr sollte man aus eigenem Erleben - und auch Erleiden - Situationen des Auf-sich-gestellt-Seins, der Ratlosigkeit, der Ungesichertheit und des ständigen Bemühens um autonome Entscheidungen kennen. Man sollte sich in allem, was unsere Zeit bewegt, wiederfinden können und es sogar bewußt integrieren: menschliche Abgründe, die Möglichkeit des Bösen, Destruktivität, Orientierungslosigkeit. Das Entscheidende ist aber, von diesen Erfahrungen nicht erdrückt oder dauerhaft chaotisiert zu werden, sondern ihnen mit eigener Aufrichtekraft gegenüberzustehen. Man braucht also einerseits Offenheit und liebevolle Annahme gegenüber allen menschlichen - und »untermenschlichen« - Möglichkeiten, andererseits einen festen Standpunkt im eigenen Ich und eine immer wieder neu zu erringende Urteilsfähigkeit. Mit anderen Worten: Es kommt darauf an, möglichst viel in sich lebendig und beweglich zu halten und dieses Vermögen in freilassender und sozusagen fließender Offenheit zur Verfügung zu stellen.

- Stellt man sich in verantwortungsvoller Weise diesen Erfahrungen, wird man von selbst immer mehr die Bedeutung des Christus als den Herrn des Karma verstehen. Es ist die Kraft, von der Erneuerung und Ordnung des Schicksals ausgeht.[12] Es geht nicht darum, mit den Klienten über diese Zusammenhänge zu reden, sondern sich selbst immer intensiver und inniger diesem Strom der Zukunft und der Auferstehung anzuschließen, indem man bewußt die Beziehung zum Christus pflegt.

- Selbstverständlich muß der Biographieberater selbst einen Schulungsweg gehen und an seiner eigenen Biographie arbeiten. Sehr zu empfehlen ist, daß er selbst immer wieder als Klient eine Beratung aufsucht (man kann dazu auch einen Psychotherapeuten wählen), um die andere Seite zu erleben und einem eventuellen Überlegenheitsgefühl vorzubeugen.

- Zur Professionalität gehören ebenfalls Supervision, Austausch und Zusammenarbeit mit Kollegen und ständige Weiterbildung.

[12] Rudolf Steiner: Von Jesus zu Christus, GA 131

»Wer die menschliche Seele kennenlernen will, ... ihm wäre zu raten ... mit menschlichem Herzen durch die Welt zu wandern, durch die Schrecken der Gefängnisse, Irrenhäuser und Spitäler, durch trübe Vorstadtkneipen, Bordelle und Spielhöllen, durch die Salons der eleganten Gesellschaft, die Börsen, die sozialistischen Meetings, die Kirchen, die Revivals und Ekstasen der Sekten zu gehen, Liebe und Haß, Leidenschaft in jeder Form am eigenen Leib zu erleben, und er käme zurück mit reicherem Wissen beladen als ihm fußdicke Lehrbücher je gegeben hätten.«

(C. G. Jung »Psychologische Betrachtungen«)

ANGRENZENDE BERUFE - UNTERSCHIEDE UND ZUSAMMENARBEIT

Biographiearbeit kann vor oder nach der Tätigkeit anderer Therapeuten und ähnlicher Berufsgruppen stattfinden, aber auch gleichzeitig.

Immer wieder wird die Frage gestellt - und ist noch nicht endgültig beantwortet - was der Unterschied der Biographiearbeit zur Psychotherapie ist. Wie bereits erwähnt, geht die Biographiearbeit von einer relativen Gesundheit der Klienten aus, daß also der Betreffende für seine Entscheidungen und Handlungen die volle Eigenverantwortung übernehmen kann, was in der Psychotherapie nicht der Fall zu sein braucht. Auch geht es in der Psychotherapie nicht um ein Betrachten des Lebenslaufes, sondern zumeist um ein intensives Nacherleben vergangener, häufig auch traumatischer Erlebnisse; man kann also von einer Art Nachreifung sprechen. Die Biographiearbeit orientiert sich an der Zukunft: »Wohin möchte das höhere Selbst des Menschen gelangen?«, während viele Psychotherapierichtungen mit der Vergangenheit arbeiten in dem Sinn, daß sie dort die Ursachen für Gegenwärtiges sehen.

Grundsätzlich läßt sich der Unterschied zwischen Beratung und Psychotherapie, egal welche geistige Ausrichtung sie jeweils haben mögen, folgendermaßen charakterisieren: Beratung richtet sich an das Verstehen und an die Einsicht des Klienten, so daß er dann in seinem Alltag etwas ändert. Ein neues Erleben folgt anschließend aus dieser Lebenssituation. Dabei ist erforderlich, daß der Betreffende von einem klaren Bewußtsein aus direkt auf seinen Willen wirken kann und dabei die innere Sicherheit hat, neue Gefühle allmählich entstehen lassen zu können.

In der Psychotherapie werden in der Sitzung selbst Erlebnisse und Gefühle mit Hilfe bestimmter Methoden geschaffen. Eine bewußte Einsicht und der Wille zur Veränderung müssen natürlich dazukommen, aber der Betreffende hat das Neue schon einmal ausprobiert und erfahren und trägt somit die emotionale Voraussetzung in sich selbst.

Da es mittlerweile in der Psychotherapie etliche Richtungen gibt, die von einem geistigen Wesenskern des Menschen ausgehen und andererseits, wie anfangs in dem Zitat aus »Psychologie Heute« bereits erwähnt, »Gesundheit« und »Krankheit« heute allgemein als neu zu definierende Begriffe gelten, müßte der tatsächliche Bedarf der Menschen, müßten ihre Fragen und die bereits bestehenden Angebote aus der Psychotherapie neu angeschaut und beschrieben werden, bevor man den Unterschied zwischen Biographiearbeit und den verschiedenen Psychotherapieformen erarbeiten kann.

Ein Berufsstand, der sich auch mit der Biographie des Menschen befaßt, ist der des Priesters oder Pfarrers und zwar im seelsorgerischen Gespräch. Die Klienten, die zum Biographieberater kommen, suchen nicht unmittelbar das Religiöse. Oft ist es aber in den Fragen indirekt enthalten und es kann im Laufe der Gespräche der Wunsch deutlich werden, damit gezielt umzugehen. Insofern arbeitet man als Biographieberater in gewisser Hinsicht im Vorfeld des Priesters und kann Menschen, falls es angebracht erscheint, dorthin vermitteln. Der wesentliche Unterschied zum Priester ist der, daß der Priester durch seine Weihe die Sakramente erteilen kann. Eine regelmäßige Pflege der Sakramente vermag auf grundsätzliche Weise heilend zu wirken[13]. Lebt ein Biographieberater selbst mit den Sakramenten, kann er seine eigenen Erfahrungen, falls er danach gefragt wird, in der Beratung mitteilen. Gerade in bezug auf das Beichtsakrament, das in der Christengemeinschaft eine ganz andere Bedeutung hat als in der katholischen Kirche, könnte zukünftig zwischen Priestern und Biographieberatern mehr Austausch und gegenseitige Anregung fruchtbar werden.

---

[13] Flensburger Hefte: Biographiearbeit II, »Wir sind grundsätzlich schuldig«, Interview mit Wolfgang Gädeke.

Die Grenzen zum Arzt und Kunsttherapeuten sind eindeutiger zu ziehen, weil sie in ihren Berufen mit Krankheiten befaßt sind, die nur mit medizinischem Fachwissen therapiert werden können. Da in vielen Fällen organischer Krankheiten aber auch eine Änderung der Lebensführung angesagt ist, erweist es sich für den Patienten als sinnvoll, wenn er gleichzeitig von einem Arzt, gegebenenfalls auch einem Kunsttherapeuten sowie einem Biographieberater unterstützt wird.

Literaturverzeichnis:

Gudrun Burkhard: *Das Leben in die Hand nehmen,* 5. Aufl., Stuttg. 1995, Verlag Freies Geistesleben;
Flensburger Hefte, Nr. 31: *Biographiearbeit;*
Flensburger Hefte, Sonderheft 10: *Biographiearbeit II;*

Bernard Lievegoed: *Lebenskrisen – Lebenschancen,* Kösel Verlag;
Der Mensch an der Schwelle, Stuttg. 1985, Verlag Freies Geistesleben;

Lucas Moeller: *Die Wahrheit beginnt zu zweit,* rororo;

Manfred Schmidt-Brabant: *Das Wirken von Geistwesen in der Biographie des einzelnen und in sozialen Zusammenhängen,* 2. Aufl., Dornach 1994;

Rudolf Steiner: *Wie erlangt man Erkenntnisse der höheren Welten?,* GA 10;
Offenbarungen des Karma, GA 120;
Von Jesus zu Christus, GA 131;
Wiederverkörperung und Karma, GA 135;
Was tut der Engel in unserem Astralleib?, 9. 10. 1918, GA 182;
Soziale und Antisoziale Triebe im Menschen, 12. 12. 1918, GA 186;
Wie kann die seelische Not der Gegenwart überwunden werden?, 10. 10. 1916, GA 168;
Nervosität und Ichheit, 11. 11. 1912, GA 143;

Martin Straube, R. Hasselberg (Hrsg): *Schwellenerlebnisse – Grenzerfahrungen,* Stuttg. 1994, Verlag Urachhaus;

Mathias Wais: *Biographiearbeit – Lebensberatung,* Stuttg. 1992, Verlag Urachhaus;
Individualität und Biographie, Stuttg. 1994, Verlag Urachhaus;
Ich bin, was ich werden könnte, Ostfildern 1995, Edition Tertium.

Beiträge für eine bewußte Lebensführung in Gesundheit und Krankheit
(eine Auswahl)

Walther Bühler

Meditation als Heilkraft der Seele

BUCHTIP

Diese Schrift behandelt das aktuelle Thema unter seelen-hygienischen Gesichtspunkten. Über zwei Millionen TM-Geschulte meditieren täglich 20 Minuten und verwenden dafür fremdsprachige Meditationsworte, die sie nicht durchschauen. Welche Seelenkräfte werden dadurch aktiviert? In der Meditation gibt es wesentliche Unterschiede, die besonders für den abendländischen Menschen zu beachten sind. Was ist das Geheimnis eines Mantram oder wie ist die Wirkung eines weisheitvollen Wortes zu erklären, auf dem die Seele innerlich immer wieder ruht? Meditation vermag die Seele zu stärken und zu gesunden, wenn sie von Menschen in rechter Weise geübt wird. Was ist der Unterschied zum Gebet?

In dieser Schrift soll die Frage gestellt werden: Gibt es – in anthroposophischer Sicht – zeitgemäße, meditative Übungen zur Belebung, Erkraftung und Gesunderhaltung der Seele? Viele Menschen, vor allem auch Jugendliche, stehen solchen Möglichkeiten aufgeschlossen gegenüber, können oder wollen sich aber noch nicht entschließen, den strengen, langwierigen Weg einer regelgerechten geistigen Schulung zu beschreiten, etwa im Sinne des grundlegenden Buches von Rudolf Steiner „Wie erlangt man Erkenntnisse der höheren Welten?". Ein ernsthaft suchender Mensch kann jedoch den Vorhof der Einweihung zu seinem Vorteil kennenlernen, ohne Schaden zu nehmen, auch wenn er noch nicht die Absicht hat, die Schwelle zur übersinnlichen Welt zu überschreiten.

Viele Fragen dieser Art und Anregungen bilden den Inhalt des Merkblattes. Es ist entstanden aus jahrelanger eigener Arbeit sowie der Vortrags- und Kurstätigkeit des Verfassers. Die so gewonnene Erfahrung findet darin ihren Niederschlag.

Best. Nr. 118

Verein für Anthroposophisches Heilwesen e.V.

BUCHTIP

Hans-Werner Schroeder

Die Heilkraft des Gebets

Die Menschen leben – statistisch – immer länger, aber sie werden immer kränker. Dies gilt keineswegs nur für die leiblichen Krankheiten, vielmehr sind auch solche Erkrankungen in bedrohlichem Wachstum begriffen, deren Ursprung im seelischen Bereich liegt. Vor dem Hintergrund der »psychosomatischen« Krankheiten – oft als Befindlichkeits- und Verhaltensstörungen beginnend (Alkoholismus, Drogensucht, Depressionen, Ängste und dergleichen) – ist die Frage nach Hilfen akut. Was kann hier heilend, gesundend einwirken? Diese Frage ist in den »Merkblättern« schon verschiedentlich behandelt worden; hinzugefügt wird hier eine spezielle Betrachtung über die Heilkraft des Gebets.

Der Autor, im Wissen darum, daß viele Menschen heute nicht mehr beten, führt behutsam in das Thema ein: Das Wort »Gebet« läßt er zunächst ganz allgemein für das Bemühen stehen, überhaupt Wege der Harmonisierung und Verinnerlichung für die Seele zu suchen. Erst nach und nach weist er auf die Bedeutung des Gebets als wichtigste Grundlage des religiösen Lebens hin. Er erläutert Methoden, mit denen auch der bisherige Nicht-Beter wieder zum regelmäßigen Gebet – und damit zur Erstarkung seines inneren Lebens – gelangen kann. Deutlich wird, welche aufbauenden Kräfte das Gebet schenkt, wie es zum tragenden Lebensgrund werden kann. Aber auch Zweifel (wird mein Gebet erhört?) und Fehlentwicklungen (Egoismus im Gebet) werden in der Betrachtung nicht vernachlässigt. Schließlich werden besondere Formen des Gebets für Verstorbene, für Kranke, das Tischgebet, das Gebet in Not. Beispielhaft zum Schluß einige Gebete, Sprüche und Dichtungen.

Best. Nr. 142

Verein für Anthroposophisches Heilwesen e.V.

BUCHTIP

Pietro Archiati · Felicitas Vogt

Lebensängste – Lebenschancen

Die Angst in ihrer Bedeutung
für den inneren Entwicklungsweg

In dem Zyklus »Menschenwerden, Weltenseele und Weltengeist«, GA 206, charakterisiert Rudolf Steiner die Folgen der materialistischen Weltanschauung des 19. Jahrhunderts, wenn diese nicht im Laufe des 20. Jahrhunderts durch einen bewußten spirituellen Impuls abgelöst wird. Findet diese Wendung zum Geistigen nicht statt, sagt er für das Ende des 20. Jahrhunderts den »Krieg aller gegen alle« voraus. Zur Begründung gibt Rudolf Steiner an, daß in der Zeit, in der der zum Materialismus gehörende Intellektualismus das Vorstellungsleben zu »höchster Höhe« gebracht hat, im Unterbewußten des Menschen das wütete, » ... was den Menschen in seinen Instinkten versklavte.«

Wie nun kann Erkenntnis und Einsicht in geistige Zusammenhänge gewonnen werden? Im Ostervortrag vom 27.03.21 führt Rudolf Steiner aus, daß dieser Weg nur durch Leid und Schmerz zu finden ist.

Vor diesem Hintergrund ist es nur allzu verständlich, daß die gegenwärtige Menschheitssituation auf vielfältige Weise angstauslösend wirkt.

Aus diesem Zustand kann nur eine spirituelle Weltanschauung als Gegenpol zum Materialismus befreien. Nur eine Weltanschauung, die der Wirklichkeit des Geistigen gerecht wird, kann der zerstörerischen Wirkung der materialistischen Weltanschauung ein Gegengewicht setzen.
Eine Wende muß geschehen, die jeden von uns betrifft, die wir alle von materialistischen Vorstellungen geprägt sind.

In dem neu erscheinenden Merkblatt »Lebensängste – Lebenschancen« sind die zwei Vorträge zusammengefaßt, die auf der Delegiertentagung des Vereins für Anthroposophisches Heilwesen im Frühjahr 96 von Felicitas Vogt und Pietro Archiati gehalten wurden.
In ihnen wird die Berechtigung und die Aufgabe der Angst in unserer Zeit behandelt.

Best.-Nr. 158